奇方系列丛书（第四辑）

真武汤

总主编　巩昌镇　马晓北

编　著

林伟刚　巩昌镇

中国医药科技出版社

内容提要

本书从理论研究、临床应用和实验研究方面阐述真武汤。上篇理论研究，主要讲述真武汤的来源、组成、用法以及历代医家对真武汤的认识等。中篇临床应用，详细讲述了各科疾病和疑难病应用真武汤、真武汤衍生方的临床经验和病案。下篇实验研究，讲述真武汤中单味药的化学成分、药理作用，并叙述了真武汤全方的药理作用等。全书内容翔实，实用性强，适合广大中医学生，中医临床医生，中医爱好者参考。

图书在版编目（CIP）数据

真武汤/林伟刚，巩昌镇编著. —北京：中国医药科技出版社，2013.1

（难病奇方系列丛书. 第4辑）

ISBN 978 - 7 - 5067 - 5767 - 6

Ⅰ. ①真… Ⅱ. ①林… ②巩… Ⅲ. ①真武汤—研究 Ⅳ. ①R286

中国版本图书馆 CIP 数据核字（2012）第 262815 号

美术编辑　陈君杞
版式设计　郭小平

出版　中国医药科技出版社
地址　北京市海淀区文慧园北路甲 22 号
邮编　100082
电话　发行：010-62227427　　邮购：010-62236938
网址　www.cmstp.com
规格　958×650mm $\frac{1}{16}$
印张　8
字数　118 千字
版次　2013 年 1 月第 1 版
印次　2021 年 5 月第 3 次印刷
印刷　北京市密东印刷有限公司
经销　全国各地新华书店
书号　ISBN 978-7-5067-5767-6
定价　**24.00 元**
本社图书如存在印装质量问题请与本社联系调换

董继鹏　韩　曼　韩淑花　储　芹

路玉滨　薛　媛

分册编著

酸枣仁汤	杜　辉	刘　伟
普济消毒饮	周庆兵	巩昌靖
三仁汤	罗良涛	刘　伟
当归四逆汤	韩　曼	巩昌靖
真武汤	林伟刚	巩昌镇
知柏地黄丸	李　楠	刘　伟
青蒿鳖甲汤	周劲草	姜　文
增液汤	王玉贤	巩昌靖
香砂六君子汤	黄　凤	刘　伟
镇肝熄风汤	唐　杰	姜　文
炙甘草汤	罗成贵	刘　伟
膈下逐瘀汤	王佳兴	刘　伟
生化汤	代媛媛	姜　文
甘露消毒丹	韩淑花	巩昌靖
四逆汤	高占华	巩昌靖
独活寄生汤	闵　妍	刘　伟
右归丸	王景尚	巩昌镇
当归芍药散	王建辉	张　硕
导赤散	王　福	巩昌靖

身痛逐瘀汤	刘　灿	刘　伟
失笑散	陈冰俊	姜　文
半夏泻心汤	董继鹏	刘　伟
左归丸	王国为	巩昌镇
通窍活血汤	余志勇	姜　文
苓桂术甘汤	李宏红	刘　伟
一贯煎	何　萍	巩昌靖
平胃散	韦　云	巩昌靖
少腹逐瘀汤	王莹莹	杨　莉
小建中汤	刘晓谦	姜　文
麻杏石甘汤	张　晨	刘　伟
仙方活命饮	高　杰	赵玉雪

《难病奇方系列丛书》第四辑

前　言

　　《难病奇方系列丛书》新的一辑——第四辑又和大家见面了。

　　中医药是中华文明的一份宝贵遗产。在这份遗产中，中药方剂是一串串夺目璀璨的明珠，而那些百炼千锤、结构严谨、疗效可靠的经典名方则更是奇珍异宝。

　　几千年来，经典方剂跨越时代，帮助中华民族健康生息、祛病延寿。它们并未因时代的变迁而消失，也未因社会的发展而萎谢，更未因西医学的创新而被抛弃。恰恰相反，它们应时而进，历久弥新。一代一代的学者丰富了经典方剂的理论内涵，一代一代的医生扩展了经典方剂的应用外延，面对西医学的飞速发展，经典方剂依然表现出无限的生命力和宽广的适用性。

　　今天，经典方剂又跨越空间，走向世界，帮助全人类防病治病。在加拿大的中医诊所里，摆满了张仲景的《四逆汤》、《金匮肾气丸》，王清任的《血府逐瘀汤》、《少腹逐瘀汤》。走进英国的中医诊所，到处可见宋代《局方》的《四物汤》和《四君子汤》，张介宾的《左归丸》和《右归丸》。在美国的近两万家针灸和中医诊所里，各种各样的中医经典方剂，如《小柴胡汤》、《六味地黄丸》、《补中益气汤》和《逍遥散》等等，都是针灸师、中医师的囊中宝物。经典方剂已经成为世界各国中医临床医生的良师益友。他们学习应用这些方剂，疗效彰显，福至病家。

　　中医方剂的走向世界，也进一步使中医方剂的研究走进了西方的研究机构。中医中药的研究在澳大利亚悉尼大学的中澳中医研究中心已经展开。在英国剑桥大学中医中药实验室里，樊台平教授带领的团队对传统中医复方情有独钟。特别值得一提的是，在美国耶鲁大学医学院的实验室里，郑永齐教授的研究团队把黄芩汤应用到治疗肝癌、胰腺癌、直肠癌等疾病上。这个团队在临床前试验、一期临床试验、二期临床试验、三期临床试验方面步步推进，并对用黄芩汤与传统化疗药物结合以降低化疗药物的毒副作用和提高临床效果进行了周密的研究。这些研究证实了黄芩汤的经典应用，拓广了黄芩汤的现代应用范围，用西医学方法为这一经典方剂填补了一个丰富的注脚。他们十多年的精心临床研究结果广泛发表在美国《临床肿瘤学杂志》、《传统药物杂志》、《色谱学杂志》、《临床大肠癌杂志》、《国际化疗生物学杂志》、《抗癌研究杂志》、《转译医学杂志》、《生物医学进展》、《胰腺杂志》和英国《医学基因组学杂志》等主流医学杂志上。有关黄芩汤的大幅报道甚至出现在美国最主流的报纸《华尔街日报》上。

中国医药科技出版社出版的这套《难病奇方系列丛书》，爬罗剔抉，补苴罅漏，广泛收集了经典方剂的实验研究成果与临床应用经验，是名方奇方的集大成者。

丛书迄今已经出版了三辑，共收四十三个经典方剂。每一经典方剂自成一册，内容包括理论研究、临床应用、实验研究三部分。理论研究部分探讨药方的组成、用法、功效、适应证、应用范围、组方原理及特点、古今医家评述、方剂的现代理论研究。临床应用部分重点介绍现代科学研究者对该方的系统性临床观察以及大量临床医家的医案病例和经验总结。实验研究部分探讨方剂中的每一味中药的现代药理作用，并以此为基础研究该方治疗各系统疾病的作用机制。

沿着同一思路，《难病奇方系列丛书》第四辑继续挖掘先贤始创而在现代临床上仍被广泛使用的经典方剂，并汇有大量临床经验和最新研究成果，以飨中医临床医生、中医研究者、中医学生以及所有的中医爱好者。

美国中医学院儒医研究所

巩昌镇　博士

2012年秋于美国

上篇　理论研究

中篇　临床应用

目录

下篇　实验研究

目
录

3

上 篇

理论研究

第一章

概　述

第一节　真武汤的来源及组成

一、来源

真武汤方出汉代张仲景《伤寒论》。分别见于原书 82 条（序号依明·赵开美刻本）："太阳病发汗，汗出不解，其人仍发热，心下悸，头眩，身𬌗动，振振欲擗地者，真武汤主之。"316 条："少阴病，二三日不已，至四五日，腹痛，小便不利，四肢沉重疼痛，下利者，此为有水气。其人或咳，或小便利，或下利，或呕者，真武汤主之。"

真武汤原名玄武汤，系因避讳而更名。玄武本二十八宿中北方七宿之总名。战国典籍已有记载。《楚辞·远游》有"召玄武而奔属"之句，洪兴祖《楚辞补注》卷五曰："玄武谓龟蛇，位在北方，故曰玄，身有鳞甲，故曰武"。后被尊为四方神之北方大神，大中祥符（1008～1016 年）间，为避圣祖（即赵玄朗）讳，改玄武为真武。宋·赵彦卫《云麓漫钞》卷九："朱雀、玄武、青龙、白虎，为四方之神。祥符间避圣祖讳，始改玄武……后兴醴泉观，得龟蛇。道士以为真武观，绘其像为北方之神。被发、黑衣、仗剑，蹈龟蛇，从者执黑旗。自号奉祀益严，加号镇天祐圣。"故真武汤之方名亦有"玄武汤"变为"真武汤"。在唐代孙思邈《千金要方》及敦煌遗书《辅行诀脏腑用药法要》仍可看到"玄武汤"的记载。《易简方》曾称其为固阳汤。本方改为丸剂，名"真武丸"（见《中国医学大辞典》）。

二、组成

［组成］茯苓三两　芍药三两　白术二两　生姜三两　附子一枚，炮，去皮，破八片

［用法］上五味，以水八升，煮取三升，去渣，温服七合，日三服。

现代用法：水煎服。

[加减] 若咳者，加五味子半斤，细辛1两，干姜1两；若小便利者，去茯苓；若下利者，去芍药，加干姜2两；若呕者，去附子，加生姜，足前为半斤。

第二节　真武汤的功效与主治

一、方中药物的功效与主治

（一）附子

[性味归经] 附子辛、甘，大热；有毒。归心、肾、脾经。

[功效] 回阳救逆，补火助阳，逐风寒湿邪。

[主治] 亡阳虚脱，肢冷脉微，阳痿，宫冷，心腹冷痛，虚寒吐泻，阴寒水肿，阳虚外感，寒湿痹痛，阴疽疮疡。

[历代医家论述]

1. 《神农本草经》 味辛，温。主治风寒咳逆，邪气，温中，金创，破癥坚积聚，血瘕，寒湿，痿躄，拘挛，膝痛不能步行。

2. 《本草纲目》 附子性重滞，温脾逐寒。川乌性轻疏，温脾去风。若是寒疾，即用附子；若是风疾，即用川乌。一云：凡人中风，不可先用风药及乌、附。若先用气药，后用乌附乃宜也。又凡用乌、附，并宜冷服者，热因寒用也。盖阴寒在下，虚阳上浮。治之以寒，则阴气益甚，而病增，治之以热，则拒格而不纳。热药冷饮，下嗌之后，冷体既消，热性便发，而病气随愈。不违其情，而致大益，此反治之妙也。昔仲景治寒疝内结，用蜜煎乌头。《近效方》治喉痹，用蜜炙附子含之咽汁。丹溪治疝气，用乌头、栀子，并热因寒用也。东垣治冯翰林侄阴盛格阳伤寒，面赤目赤，烦渴引饮，脉来七、八至，但按之则散。用姜附汤加人参，报半斤，得汗而愈，此则神圣之妙也。

3. 《药性解》 黑附子，味辛甘，性大热，有大毒，通行诸经。主六腑沉寒、三阳厥逆、癥坚积聚、寒湿拘挛、霍乱转筋、足膝无力，堕胎甚速。地胆为使，恶蜈蚣，畏人参、甘草、黄芪、防风、黑豆。

4. 《本草经疏》 附子全禀地中火土燥烈之气，而兼得乎天之热气，故其气味皆大辛大热，微兼甘苦而有大毒。气厚味薄，阳中之阴，降多升少，浮中沉无所不至。入手厥阴，命门，手少阳三焦，兼入足少阴、太阴经。其性走而不守，得甘草则性缓，得肉桂则补命门。

5. 《本草分经》 辛、甘，大热，纯阳。其性浮多沉少，其用走而不守，通行十二经，无所不至。能引补气药以复失散之元阳；引补血药以滋不足之真阴；引发散药开腠理以逐在表之风寒；引温暖药达下焦以祛在里之寒湿。治督脉为病及一切沉寒痼冷之症。生用发散，熟用峻补。误服祸不旋踵。中其毒者，黄连、犀角、甘草煎汤解之。或用澄清黄土水亦可。

（二）茯苓

[性味归经] 茯苓甘、淡、平，归肺、胃、肾经。

[功效] 功可利水渗湿，健脾，化痰，宁心安神。

[主治] 小便不利；水肿胀满；痰饮咳逆；呕吐；脾虚食少；泄泻；心悸不安；失眠健忘；遗精白浊等。

[历代医家论述]

1.《神农本草经》 主胸胁逆气，忧恚惊邪恐悸，心下结痛，寒热烦满，咳逆，口焦舌干，利小便。

2.《汤液本草》 茯苓，伐肾邪，小便多能止之，小便涩能利之，与车前子相似，虽利小便而不走气。酒浸与光明朱砂同用，能秘真。

3.《本草纲目》 茯苓，《本草》又言利小便，伐肾邪，至东垣、王海藏乃言小便多者能上，涩者能通，同朱砂能秘真元。而朱丹溪又言阴虚者不宜用，义似相反，何哉？茯苓气味淡而渗，其性上行，生津液，开腠理，滋水源而下降，利小便，故张洁古谓其属阳，浮而升，言其性也；东垣谓其为阳中之阴，降而下，言其功也。《素问》云，饮食入胃，游溢精气，上输于肺，通调水道，下输膀胱。观此，则知淡渗之药，俱皆上行而后下降，非直下行也。小便多，其源亦异。《素问》云肺气盛则便数而欠，虚则欠咳小便遗数，心虚则少气遗溺，下焦虚则遗溺，胞遗热于膀胱则遗溺，膀胱不利为癃，不约为遗，厥阴病则遗溺闭癃。所谓肺气盛者，实热也，其人必气壮脉强，宜用茯苓甘淡以渗其热，故曰，小便多者能止也。若夫肺虚、心虚、胞热、厥阴病者，皆虚热也，其人必上热下寒，脉虚而弱，法当用升阳之药，以升水降火。膀胱不约，下焦虚者，乃火投于水，水泉不藏，脱阳之症，其人必肢冷脉迟，法当用温热之药，峻补其下，交济坎离，二证皆非茯苓辈淡渗之药所可治，故曰阴虚者不宜用也。陶弘景始言茯苓赤泻、白补，李杲复分赤入丙丁，白入壬癸，此其发前人之秘者；时珍则谓茯苓、茯神，只当云赤入血分，白入气分，各从其类，如牡丹、芍药之义，不当以丙丁、壬癸分也，若以丙丁、壬癸分，则白茯神不能治心病，赤茯苓不能入膀胱矣。张元素不分赤白之说，于理欠通。

4.《本草经疏》 茯苓，其味甘平，性则无毒，入手足少阴，手太阳，足太阴、阳明经，阳中之阴也。胸胁逆气，邪在手少阴也；忧恚惊邪，皆心气不足也；恐悸者，肾志不足也；心下结痛，寒热烦满，咳逆，口焦舌干，亦手少阴受邪也。甘能补中，淡而利窍，补中则心脾实，利窍则邪热解，心脾实则忧恚惊邪自止，邪热解则心下结痛、寒热烦满、咳逆、口焦舌干自除，中焦受湿热，则口发渴，湿在脾，脾气弱则好睡，大腹者，脾土虚不能利水，故腹胀大也。淋沥者，脾受湿邪，则水道不利也。膈中痰水水肿，皆缘脾虚所致，中焦者，脾土之所治也，中焦不治，故见斯病，利水实脾，则其证自退矣。开胸腑，调脏气，伐肾邪者，何莫非利水除湿，解热散结之功。白者入气分，赤者入血分，补心益脾，白优于赤，通利小肠，专除湿热，赤亦胜白。

5.《药性论》　开胃，止呕逆，善安心神。主肺痿痰壅。治小儿惊痫，心腹胀满，妇人热淋。

（三）芍药

[分类] 芍药有赤、白之分，但汉代《伤寒论》成书时是不分的。今人应用真武汤时多用白芍，故本书所指芍药为白芍。芍药始载于《本经》中品。陶弘景始分赤、白二种云："出白山、蒋山、茅山最好，白而长大。余处亦有而多赤，赤者小利"。

[归经] 白芍主归肝、脾经。

[功效] 养血和营，缓急止痛，敛阴平肝。

[主治] 月经不调；经行腹痛；崩漏；自汗；盗汗；胁肋脘腹疼痛；四肢挛痛；头痛；眩晕等。

[历代医家论述]

1.《神农本草经》　味苦，平，主治邪气腹痛，除血痹，破坚积，寒热，疝瘕，止痛，利小便，益气。

2.《名医别录》　味酸，微寒，有小毒。主通顺血脉，缓中，散恶血，逐贼血，去水气，利膀胱、大小肠，消痈肿，时行寒热，中恶，腹痛，腰痛。

3.《药性赋》　味酸，平，性寒，有小毒。可升可降，阳也。其用有四：扶阳气大除腹痛，收阴气陡健脾经。坠其胎能逐其血，损其肝能缓其中。

4.《景岳全书》　味微苦微甘略酸，性颇寒。气薄于味，敛降多而升散少，阴也。有小毒。白者味甘，补性多。赤者味苦，泻性多。生者更凉，酒炒微平。其性沉阴，故入血分，补血热之虚，泻肝之火实，固腠理，止热泻，消痈肿，利小便，除眼疼，退虚热，缓三消。诸证因于热而致者为宜，若脾气寒而痞满难化者忌用。止血虚之腹痛，敛血虚之发热。白者安胎热不宁，赤者能通经破血。此物乃补药中之稍寒者，非若极苦大寒之比。若谓其白色属金，恐伤肝木，寒伐生气，产后非宜，则凡白过芍药，寒过芍药者，又将何如？如仲景黑神散、芍药汤之类，非皆产后要药耶？用者还当详审。若产后血热而阴气散失者，正当用之，不必疑也。

5.《医学衷中参西录》 味苦微酸，性凉多液（单煮之其汁甚浓）。善滋阴养血，退热除烦，能收敛上焦浮越之热下行自小便泻出，为阴虚有热小便不利者之要药。为其味酸，故能入肝以生肝血；为其味苦，故能入肝而益胆汁；为其味酸而兼苦，且又性凉，又善泻肝胆之热，以除痢疾后重（痢后重者，皆因肝胆之火下迫），疗目疾肿疼（肝开窍于目）。与当归、地黄同用，则生新血；与桃仁、红花同用，则消瘀血；与甘草同用则调和气血，善治腹疼；与竹茹同用，则善止吐衄；与附子同用，则翕收元阳下归宅窟。惟力近和缓，必重用之始能建功。

（四）白术

[性味归经] 白术味苦、甘；性温；归脾、胃经。

[功效] 健脾益气；燥湿利水；止汗；安胎。

[主治] 用于脾气虚弱；神疲乏力；食少少腹胀；大便溏薄；水饮内停；小便不利；水肿；痰饮眩晕；温痹酸痛；气虚自汗；胎动不安。

[历代医家论述]

1.《本草经疏》 术，其气芳烈，其味甘浓，其性纯阳，为除风痹之上药，安脾胃之神品。《本经》主风寒湿痹、死肌、痉、疸者，正以风寒湿三者合而成痹，痹者，拘挛而痛者是也。《经》曰，地之湿气，感则害人皮肉筋骨。死肌者，湿毒侵肌肉也。痉者，风寒乘虚客于肝、脾、肾所致也。疸者，脾胃虚而湿热瘀滞也。如上诸病，莫不由风寒湿而成，术有除此三邪之功，故能祛其所致之疾也。止汗、除热、消食者，湿热盛则自汗，湿邪客则发热，湿去而脾胃燥，燥则食自消，汗自止，热自除也。又主大风在身面者，术气芳烈而悍，纯阳之物也，风为阳邪，发于阳部，故主之也。风眩头痛目泪出者，阳虚则风客之而眩，痰厥则头痛，风热壅则目泪出也。消痰水，逐皮间风水、结肿，除心下急痛，及霍乱吐下不止者，湿客于胃则滞而生痰，客于脾则生水，脾虚湿胜，则为水肿，湿客中焦则心下急满，脾胃俱虚，则中焦不治，而湿邪客之，则为霍乱吐下不止也。利腰脐间血者，血属阴，湿为阴邪，下流客之，使腰脐血滞而不得通利，湿去则诸证无不愈矣。益津液，暖胃消谷嗜食者，湿去则胃强，而津液自生，寒湿散则胃自暖，邪去而脾胃健，则消谷而嗜食矣。术，《本经》无分别，陶弘景有赤、白二种，近世乃有苍、白之分，其用较殊，要之俱为阳草，故祛邪之功胜，而益阴之效亏，药性偏长，物无兼力，此天地生物自然之道也。凡病属阴虚，血少，精不足，内热骨蒸，口干唇燥，咳嗽吐痰，吐血，鼻衄、齿衄，咽塞便秘滞下者，法咸忌之。术燥肾而闭气，肝肾有动气者勿服。《刘涓子痈疽论》云：溃疡忌白术，以其燥肾而闭气，故反生脓作痛也。凡脏皆属阴，世人但知术能健脾，此盖指脾为正邪所干，术能燥湿，湿去则脾健，故曰补也。宁知脾虚而无湿邪者，用之反致燥竭脾家津液，是损脾阴也。何补之足云？此最易误，故特表而出之。

2.《本草汇言》　白术，乃扶植脾胃，散湿除痹，消食除痞之要药也。脾虚不健，术能补之，胃虚不纳，术能助之。是故劳力内伤，四肢困倦，饮食不纳，此中气不足之证也；痃冷虚寒，泄泻下利，滑脱不禁，此脾阳乘陷之证也；或久疟经年不愈，或久痢累月不除，此胃虚失治，脾虚下脱之证也；或痰涎呕吐，眩晕昏眩，或腹满肢肿，面色痿黄，此胃虚不运，脾虚蕴湿之证也；以上诸疾，用白术总能治之。又如血虚而漏下不止，白术可以统血而收阴；阳虚而汗液不收，白术可以回阳而敛汗。大抵此剂能健脾和胃，运气利血。兼参、芪而补肺，兼杞、地而补肾，兼归、芍而补肝，兼龙眼、枣仁而补心，兼芩、连而泻胃火，兼橘、半而醒脾土，兼苍、朴可以燥湿和脾，兼天、麦亦能养肺生金，兼杜仲、木瓜治老人之脚弱，兼麦芽、枳、朴治童幼之疳癖。黄芩共之，能安胎调气。枳实共之，能消痞除膨。君参、苓、藿、半，定胃寒之虚呕。君归、芎、芍、地，养血弱而调经。温中之剂无白术，愈而复发。溃疡之证用白术，可以托脓。

3.《本经逢原》　白术，生用有除湿益燥，消痰利水，治风寒湿痹，死肌痉疸，散腰脐间血，及冲脉为病，逆气里急之功；制熟则有和中补气，止渴生津，止汗除热，进饮食，安胎之效。

4.《本草求真》　白术缘何专补脾气？盖以脾苦湿，急食苦以燥之，脾欲缓，急食甘以缓之；白术味苦而甘，既能燥湿实脾，复能缓脾生津。且其性最温，服则能以健食消谷，为脾脏补气第一要药也。书言无汗能发，有汗能收，通溺止泄，消痰治肿，止热化癖，安胎止呕，功效甚多，总因脾湿则汗不止，脾健则汗易发，凡水湿诸邪，靡不因其脾健而自除，吐泻及胎不安，亦靡不因其脾健而悉平矣。故同枳实则能治痞，同黄芩则能安胎，同泽泻则能利水，同干姜、桂心则能消饮去癖，同地黄为丸则能以治血泻萎黄，同半夏、丁香、姜汁则可以治小儿久泻，同牡蛎、石斛、麦麸则可以治脾虚、盗汗。然血燥无湿，肾间动气筑筑，燥渴便闭者忌服。谓其燥肾闭气，则其气益筑。又寒湿过甚，水满中宫者亦忌，谓其水气未决，苦不胜水，甘徒滋壅，必待肾阳培补，水气渐消，肾气安位，术始可投，此又不得不变换于中也。盖补脾之药不一，白术专补脾阳，生则较熟性更鲜，补不腻滞，能治风寒湿痹，及散腰脐间血，并冲脉为病，逆气里急之功，非若山药止补脾脏之阴，甘草止缓脾中之气，而不散于上下，俾血可生，燥症全无。苍术气味过烈，散多于补，人参一味冲和，燥气悉化，补脾而更补肺，所当分别而异视者也。

5.《医学衷中参西录》　白术，性温而燥，气不香窜，味苦微甘微辛，善健脾胃，消痰水，止泄泻，治脾虚作胀，脾湿作渴，脾弱四肢运动无力，甚或作疼。与凉润药同用，又善补肺；与升散药同用，又善调肝；与镇安药同用，又善养心；与滋阴药同用，又善补肾。为其具土德之全，为后天资生之要药，故能于金、木、水、火四脏，皆能有所补益也。

6.《本草正义》　《本草经》及《别录》皆称术而无苍、白之分，陶氏弘景及宋之苏颂，皆言术以茅山为胜，似今之所谓茅山苍术，亦即古之所谓术也。然弘景又别有赤术之名，谓其苦而多膏，又似梁时已有苍术一种。今按《本经》主治，详其功用，颇似今之茅术。惟白术健脾化湿，其力亦同。至《名医别录》又言味苦甘，增一甘字，则明是白术。李濒湖以《本经》、《别录》之文，两系白术、苍术二条，而张隐庵因之，真骈拇矣。术之功用，自唐以前，止言其燥湿逐水，所谓暖胃消食，亦燥能健脾醒胃也。盖其气甚烈，故能振动脾阳，而又疏通经络，然又最富脂膏，故虽苦温能燥，而亦滋津液，且以气胜者，流行迅利，本能致津液通气也。唐、宋以后，皆以为补益脾胃，其旨即从此出。颐谓白术、苍术在古不分，而今已各别，则凡古人所称燥湿逐水之用，今必以茅山苍术当之，其补益脾胃，则宜用白术。盖今之所谓冬白术者，质润而气香，健运脾阳，滋养胃阴之力不小，且其气既盛，不致呆守满中，允为健脾益胃之专剂矣。东垣谓白术主安胎，盖谓妊娠养胎，依赖脾土，术能健脾故耳。丹溪谓白术无汗能发，有汗能止。颐按白术补中，虽以气胜，不可谓其发汗。惟苍术则辛烈开腠，能发湿家之汗耳。缪仲醇引《刘涓子痈疽论》谓溃疡忌白术，以其燥肾闭气，故能生脓作痛，张石顽亦采其说，不知术能补益，溃疡毒盛，诚非所宜，若溃后元虚，非补脾胃，何以收效？参、地、术、芪，皆是补虚要药，岂可不论虚实，而一概抹煞之耶？缪氏又谓术以气胜，除邪之功巨，补阴之效亏，凡阴虚血少燥渴及精不足，便闭滞下者忌之。缪氏之意，盖谓其气味燥烈，故有耗阴燥精等弊。愚谓术本多脂，万无伤阴之虑。

（五）生姜

[性味归经] 生姜味辛；性温；入肺、胃、脾经。

[功效] 散寒解表；降逆止呕；化痰止咳。

[主治] 风寒感冒；恶寒发热；头痛鼻塞；呕吐；痰饮喘咳；胀满；泄泻。

[历代医家论述]

1. 成无己　姜、枣味辛甘，专行脾之津液而和营卫，药中用之，不独专于发散也。

2. 李杲　孙真人云，姜为呕家圣药。盖辛以散之，呕乃气逆不散，此药行阳而散气也。俗言上床萝卜下床姜，姜能开胃，萝卜消食也。

3.《本经》　去臭气，通神明。

4.《医学入门》　姜，产后必用者，以其能破血逐瘀也。今人但知为胃药，而不知其能通心肺也。心气通，则一身之气正而邪气不能容，故曰去秽恶，通神明。丹溪云，留皮则冷，去皮则热。非皮之性本冷也，盖留皮则行表而热去，去皮则守中热存耳。

5.《本草新编》　姜通神明，古志之矣，然徒用一二片，欲遽通明，亦必不得之数。或用人参，或用白术，或用石菖蒲，或用丹砂，彼此相剂，而后神明可通，邪气可辟也。生姜性散，能散风邪，伤风小恙，何必用桂枝。用生姜三钱捣碎，加薄荷二钱，滚水冲服，邪即时解散。或问生姜发汗，不宜常服，有之乎？曰，生姜四时皆可服，但不宜多服散气，岂特发汗哉。然而多服则正气受伤，少服则正气无害，又不可过于避忌坐视，而不收其功也。至于偶受阴寒，如手足厥逆，腹痛绕脐而不可止，不妨多用生姜，捣碎炒热，熨于心腹之外，以祛其内寒也。

6.《本草从新》　姜汁，开痰，治噎膈反胃，救暴卒，疗狐臭，搽冻耳。煨姜，和中止呕，用生姜惧其散，用干姜惧其燥，惟此略不燥散。凡和中止呕，及与大枣并用，取其和脾胃之津液而和营卫，最为平妥。

7.《本草经读》　仲景桂枝汤等，生姜与大枣同用者，取其辛以和肺卫，得枣之甘以养心营，合之能兼调营卫也。真武汤、茯苓桂枝汤用之者，以辛能利肺气，气行则水利汗止，肺为水之上源也。大小柴胡汤用之者，以其为少阳本经之药也。吴茱萸汤用之者，以其安阳明之气，阳明之气以下行为顺，而呕自止矣；少阴之气，上交阳明中土，而利亦止矣。若人只知其散邪发汗，而不知其有匡正止汗之功，每于真武汤、近效白术汤，辄疑生姜而妄去之，皆读书死于句下之过也。

8.《日用本草》 治伤寒、伤风、头痛、九窍不利。入肺开胃，去腹中寒气，解臭秽。解菌蕈诸物毒。

二、真武汤全方的功效与主治

本方功可益阳气，散寒湿。散寒利水，济火而利水。主要用于脾肾阳虚，水气内停，小便不利，四肢沉重疼痛，腹痛下利，或肢体浮肿，苔白不渴，脉沉；太阳病误汗不解，发热，心下悸，头眩，身𤖭动，振振欲擗地者；少阴病腹痛，自下利者，此为有水气，其人或咳，或呕者。虚劳之人，憎寒壮热，咳嗽下利。治少阴肾证，水饮与里寒合而作嗽。

真武汤的临床应用广泛，凡水肿、眩晕、震颤、关节痛等表现为阳虚水泛者，皆可应用。现代临床本方常用于慢性肾小球肾炎、心源性水肿、甲状腺功能低下、慢性支气管炎、慢性肠炎、肠结核等疾病。

第二章

古今医家的论述

1. 成无己　真武，北方水神也，而属肾，用以治水焉。水气在心下，外带表而属阳，必应发散，故治以真武汤。青龙汤主太阳病，真武汤主少阴病。少阴，肾水也，此汤可以和之，真武之名得矣。茯苓味甘平，白术味甘温。脾恶湿，腹有水气，则脾不治；脾欲缓，急食甘以缓之。渗水缓脾，必以甘为主，故以茯苓为君，白术为臣。芍药味酸微寒，生姜味辛温，《内经》曰：湿淫所胜，佐以酸辛。除湿正气，是用芍药、生姜酸辛为佐也。附子味辛热，《内经》曰：寒淫所胜，平以辛热。温经散湿，是以附子为使也。水气内渍，至于散则所行不一，故有加减之方焉。若咳者加五味子、细辛、干姜，咳者，水寒射肺也，肺气逆者，以酸收之，五味子酸而收也；肺恶寒，以辛润之，细辛、干姜辛而润也。若小便利者去茯苓，茯苓专渗者也。若下利者去芍药，加干姜，酸之性泄，去芍药以酸泄也；辛之性散，加干姜以散寒也。呕者去附子，加生姜，气上逆则呕，附子补气，生姜散气，两不相损，气则顺矣。增损之功，非大智孰能贯之。（《伤寒明理论·卷四》）

2. 许宏　少阴者，肾也，真武者，北方之正气也。肾气内虚，不能制水，故以北方主之。其病腹痛者，寒湿内盛也；四肢沉重疼痛者，寒湿外甚也；小便不利，又自下利者，湿胜而水谷不化也；或咳或呕者，水气在中也。故用茯苓为君，白术为臣，二者入脾走肾，逐水去湿；以芍药为佐而益脾气；以附子、生姜之辛为使，温经而散寒也。又发汗汗出不解，其人仍发热，邪气未解也；心下悸，头眩，身𥆧动，振振欲擗地者，为真气内虚而亡其阳，亦用此汤正气温经而复其阳也。（《金镜内台方义·卷七》）

3. 方有执　真武者，北方阴精之宿，职专司水之神，以之名汤，义取之水。然阴寒甚而水泛滥，由阳困弱而土不能制伏也。是故术与茯苓燥土胜湿，芍药、附子利气助阳，生姜健脾以燠土。则水有制而阴寒退。药与病宜，理至必愈。（《伤寒论条辨》）

4. 张璐　按真武汤方，本治少阴病水饮内结，所以首推术、附，兼茯苓、生姜之运脾渗水为务，此人所易明也。至于芍药之微旨，非圣人不能。盖此证虽曰少阴本病，而实缘水饮内结，所以腹痛自利，四肢疼痛，而小便反不利也。若极虚极寒，则小便必清白无禁矣，安有反不利之理哉？则知其人不但真阳不足，真阴亦已素亏，或阴中伏有阳邪所致，若不用芍药顾护其阴，岂能胜附子之雄烈乎？即如附子汤、桂枝加附子汤、芍药甘草附子汤，皆芍药与附子并用，其温经固营之法，与保阴回阳不殊。后世用药，能获仲景心法者几人哉？（《伤寒缵论·卷下·正方》）

5. 徐彬　熟附能补，配以生姜之辛，则补中有宣发之意，兼以芍药之酸，则宣中又有收敛之能。复加苓术者，盖水本坎，证惟挟外邪，而横流逆射，今有姜、附、芍以温经而调剂之矣，苓、术复能摄水下入，故少阴病至四五日，有水气者用之，水既下趋，则不复能上注也；此之误汗而亡阳，心悸头眩身瞤者亦用之，水既内入，则不复能外溢也。一举而辅土制水，共成温经之功，故曰真武，取其能镇北方之水也。……附子汤及真武汤皆兼苓、术、芍，敛外以固其内也。但附子汤用生附，比真武又加参而去生姜，则有直补驱邪之不同矣。（《伤寒一百一十三方发明》）

6. 曹颖甫　故真武汤方用芍药以定痛，茯苓、生姜、术、附以散寒而行水。此固少阴病水气在里之治法也。惟"疼痛"下"自下利"三字，直可据后文或下利三字而断为衍文。"其人或咳"下，为本方加减治法。咳者加五味、姜、辛，所以蠲饮；小便利者去茯苓，不欲其利水太过；下利去芍药加干姜，欲其温脾，不欲其苦泄；呕者，去附子加生姜，以水在中脘，不在中焦，故但发中脘之阳，而不欲其温肾。此又少阴病水气外泄之法也。（曹颖甫. 曹氏伤寒金匮发微合刊. 上海：上海科学技术版社，1990：210）

7. 岳美中　仲景《伤寒论》真武汤，又名玄武汤，为回阳去水之重剂，是少阴经之主方。能壮元阳以消阴翳，逐留垢以清水道。方中茯苓白术补脾利水能伐肾邪，附子回阳以壮真火逐虚寒，生姜温散停水；尤妙在佐以白芍之酸收，亟敛阳气归根于阴，即所谓"补阳必须兼和阴"。

适应证：生机不足，代谢功能低下，"水气"停滞下腹部，目眩心悸，手足易冷，下泻水样便等。

曾以此方治疗慢性肾炎晚期之尿毒症，证见头晕心悸，肉瞤动，呕逆，小便不利。认为头晕心悸是水气上凌；肉瞤动是水袭肌肤；呕逆是胃受水毒之干扰；小便不利是膀胱尿潴留而不下，都合乎少阴病有水气之征。投以真武汤能使小便通利，使一系列症状减轻。（中医研究院. 岳美中医案集. 北京：人民卫生出版社，1978：64）

第三章
现代理论研究进展

一、真武汤君药的确定

对于本方的君药一般认为附子为君。如《方剂学》认为，本方以附子为君药，本品辛甘性热，用之温肾助阳，以化气行水，兼暖脾土，以温运水湿。臣以茯苓利水渗湿，使水邪从小便去；白术健脾燥湿。佐以生姜之温散，既助附子温阳散寒，又合苓、术宣散水湿。白芍亦为佐药，其义有四：一者利小便以行水气，《本经》言其能"利小便"，《名医别录》亦谓之"去水气，利膀胱"；二者柔肝缓急以止腹痛；三者敛阴舒筋以解筋肉瞤动；四者可防止附子燥热伤阴，以利于久服缓治。著名经方派专家刘渡舟教授亦持此观点。他在《伤寒论通俗讲话》中说："附子辛热，温经回阳以散寒水，辅以白术温运脾气，补土以制水；术附合用，还可温煦经脉以除寒湿；茯苓淡渗，协白术以利水，生姜辛温，可温散水寒；芍药和血脉，缓筋急，且能制约附、姜之辛燥，使之温经散寒而不伤阴。"

但亦有对此持不同意见者。如阮氏[1]从真武汤之药物排列及剂量、用生姜而不用干姜、真武汤之方名、真武汤证之"心悸"及"寒"与"水"之关系五个方面分析得出真武汤以茯苓为主，白术、白芍为辅，附子为佐，生姜为使的观点。

二、真武汤中芍药的用药特点

真武汤源于张仲景《伤寒论》，具有温阳化气行水之功，主治阳虚水泛证。水湿内停，何以用芍药？这也是一直以来困扰历代医家的一个难题。

当代医家对此问题的认识多从真武汤的病理特点及芍药在真武汤中的作用机制方面加以探讨。林氏[2]认为芍药在方中主要有四方面作用：①益阴气。②止疼痛。③破阴积，活血脉。④利小便。张氏[3]认为方中芍药酸寒，一者利小便；二者存阴制阳，既可制约虚阳不使外越，又可制约生姜、附子刚燥之性而不致太过；三者敛阴缓急，以解身之瞤动、腹痛及筋脉失养所引起的"振振欲擗地"之症。纵观全方，惟芍药之用，最为微妙，它使全方刚柔相济，温阳而不化燥，利水而不伤阴，敛浮散之虚阳，使之归根于元阴。刘氏等[4]认为在本方中，白芍作为佐药，可以起到一定的缓急止痛之效，但并非主要用于止痛。本方在补阳利水药中佐以酸敛护阴之白芍，乃阴阳互根之意，补阳而不致亡，护阴而不留邪，使阳生阴长，水火相济。

三、真武汤的功效主治研究

真武汤最早见于《伤寒论》第82条和316条。梁氏[5]认为82条之真武汤证：为太阳病过汗、损伤阳气，无形之水气凌心；316条之真武汤证，则是病程较长，阳气久虚，水饮停滞。该方不仅能够通利表里上下、上中下三焦之水，又能温补三焦、表里之阳气。李氏[6]认为本汤证属水饮病，本方非利尿之方，本证为少阴阳虚兼水气证，病机包括阳虚和水饮二个方面。其阳虚特点有二：一是阳虚较重，二是病程未必长；其水饮特点有三：一是口渴，二为身眴而动，三为脉不必沉。张氏[7]认为真武汤证的病机是脾肾阳虚，水气泛滥，基本指征为：精神萎靡，面色苍白或萎黄，头晕目眩，心下悸，恶寒肢冷，四肢沉重，或身眴动，振振欲擗地，小便不利，大便溏或下利。舌淡苔白滑，脉沉或微细。关氏[8]认为本方不仅能温阳化水，还能还能健脾运水，强心利水，温肺散水，调肝泄水，活血行水，补血利水。

参考文献

［1］阮士军．试论真武汤之主药．江西中医药，1987，（1）：51.

［2］林宁．论真武汤中的芍药．福建中医学院学报，1996，6（4）：42.

［3］张松青．浅析芍药利小便的作用．河南中医，2000，22（5）：360.

［4］刘兴隆，邓中甲，姜冬云．浅析仲景真武汤中芍药的作用．光明中医，2008，23（2）.

［5］梁龙华．真武汤及其辨证．河南中医，2005，25（10）：3.

［6］李翼．真武汤证辨．四川中医，1999，17（4）：55.

［7］张长恩．真武汤证探究．光明中医杂志，1991，（1）：49.

［8］关德生．真武汤治水功效探析．青海医药杂志，1991，（3）：53.

中 篇

临床应用

第一章

内 科 疾 病

第一节 呼吸系统疾病

一、上呼吸道感染

急性上呼吸道感染是鼻腔、咽、或喉部急性炎症的概称。常见病原体为病毒，少数是细菌。一般病情较轻，病程较短，预后良好。根据病因不同，临床表现可有不同的类型。

1. 普通感冒 以鼻咽部卡他症状为主要表现。

2. 病毒性咽炎和喉炎 急性病毒性咽炎临床特征为咽部发痒和灼热感，咽痛不明显。当有吞咽困难时，常提示有链球菌感染，咳嗽少见。急性喉炎的临床特征为声嘶、讲话困难、咳嗽时疼痛，常有发热、咽痛或咳嗽。

3. 疱疹性咽峡炎 常有萨科奇病毒 A 引起，表现为明显咽痛、发热，病床约为一周。检查可见咽充血，软腭、悬雍垂、咽及扁桃体便面有灰白色疱疹及浅表溃疡，周围有红晕。

4. 咽结膜热 主要由腺病毒、萨科奇病毒等引起。临床表现为发热、咽痛、畏光、流泪、咽及结膜明显充血。病程 4～6 天，常发生于夏季，通过游泳传播。儿童多见。

5. 细菌性咽－扁桃体炎 多由溶血性链球菌引起。起病急，明显咽痛、畏寒、发热，体温可达 39℃以上。

中医学认为，本病多为风邪侵袭所致。但风邪一般并不单独致病，而常与寒、热、湿、暑相杂致病，故又分为风寒感冒、风热感冒及暑湿感冒。如其人正气本虚者，又往往虚实夹杂，临证时要注意表里兼顾。

【病案举例】

李某某，女，54 岁，干部，1993 年 3 月 15 日初诊。自诉：10 天前出现恶寒发热、汗出、周身乏力等证，在卫生所诊治，诊为"流感"。静脉给青霉素 800 万单位，10% 葡萄糖 300ml，3 天后主要症状消失，但时感身痛，再用各种药物均无效。请中医治疗，刻下症：周身部位不定的突发性疼痛（像被人扎了一下），每分钟 5～7 次，每次持续 1～2 秒，舌质淡、怕冷汗出、乏力、大便溏、脉沉无力。辨为外感后阳虚身痛证，治以温阳散寒止痛。药用：附子 9g、白芍 9g、茯苓 10g、白术 12g、川芎 10g、细辛 5g、桂枝 10g、生姜 10g，7 剂水煎服。3 月 19 日复诊，服药 4 剂疼痛消失，但仍感乏力。嘱其回家静养数日即可。（马晓俐，王睿琦．真武汤的临床应用．内蒙古中医药，2000，19（增刊）：55）

按：本病为外感后汗出伤阳证，表邪虽因汗而解，但体内阳气亦伤，故见身痛等证。真武汤温阳散寒，桂枝、白芍调和营卫止汗，细辛温阳止痛，川芎活血，诸药合用，切中病机，应手取效。

二、慢性支气管哮喘

支气管哮喘（简称哮喘）是由多种细胞（如嗜酸性粒细胞、肥大细胞、T 细胞、中性粒细胞、气道上皮细胞等）和细胞组分参与的气道慢性炎症性疾病。这种慢性炎症导致气道反应性的增加，通常出现广泛多变的可逆性气流受限，并引起反复发作性的喘息、气急、胸闷或咳嗽等症状，常在夜间和（或）清晨发作、加剧，多数患者可自行缓解或经治疗缓解。

哮喘的病因还不十分清楚，患者个体变应性体质及环境因素的影响是发病的危险因素。哮喘与多基因遗传有关，同时还受遗传因素和环境因素的双重影响。中医学认为本病的病机为内有壅盛之气，外有非时之感，膈有胶固之痰，三者相合，闭拒气道，搏击有声，发为本病。

【临床应用】

柳氏[1]应用真武汤化裁治疗支气管哮喘，方以附片（先煎）、生姜、茯苓、白芍各 15g，白术 10g。每日 1 剂，开水煎，服 3 次。肾不纳气加沉香、红参、胡桃仁，阴虚痰稠减姜附，加炒芩、胆南星、瓜蒌仁，脾肾阳虚甚者倍用姜附，加细辛、肉桂、干姜；纳差加焦三仙，喘加麻黄、生石膏、地龙；咳加五味子、细辛、干姜；痰清稀加半夏、白芥子、白前，痰热扰心减姜附，加黄连、天竺黄；心肾不交加肉桂、黄连、夜交藤；体虚外感加黄芪、防风、苏叶；小便利去茯苓，下利去白芍加干姜，瘀血者赤芍易白芍，加仙鹤草、白及；缓解期冷哮患者加服金匮肾气丸；热哮加服知柏地黄丸。嘱患者忌生冷、油腻及辛辣刺激之品，慎起居防感冒，保持情绪稳定。随访观察 286 例，疗效满意。王氏[2]治外感后误用小青龙汤引发哮喘，以真武汤加味，4 剂后症状明显缓解。沈氏[3]以真武汤原方治疗哮喘发作一例，5 剂愈。

【病案举例】

1. 洪某，女，56岁。1987年11月28日初诊。患咳喘5载，每遇气温转寒，而咳喘增剧，今值初冬，气温骤降，宿恙举发，昼夜咳喘，不能平卧，痰多稀薄，形寒背冷，面色㿠白，肢末欠温，溲短便溏，苔白滑润，脉沉细滑，证属脾肾阳虚，水气犯肺之候，以真武汤加味，药用：茯苓15g，生姜、干姜、白术、制附子、白芍各10g，细辛、五味子各3g。服5剂后咳喘大减，诸症亦趋缓解，守效方共服20余剂告瘥，后予香砂六君丸调治一冬，以资巩固。（沈才栋．真武汤的临床运用．山西中医，1992，13（3）：130）

按：本例患者，老年女性，患病五载，遇寒家中，此阳虚之体，乍遇降温，宿恙举发，形寒背冷，面色㿠白，肢末欠温，此皆少阴真阳不足之象，相火亏虚，中土不温，肾失气化，土不转运，水饮内停，故昼夜咳喘，不能平卧，痰多稀薄，溲短便溏。苔白滑润，脉沉细滑者，阳虚水停之舌脉也。故以真武汤温阳利水，加干姜、细辛、五味子者，此仲景治水饮咳喘之常用组合。

2. 患女，60岁。患咳嗽10余年，屡治屡发，秋冬尤甚。1月前因受凉，致使病情加重，咳嗽气喘，不能平卧，痰多色白，胸闷不舒，不思饮食。查：胸部饱满，呼吸运动减弱，双侧肺底部可听到哮鸣音。X线检查：肺纹理增粗。西医诊断为慢性支气管哮喘。患者因长期服西药疗效不佳，故转中医治疗。症见：面色㿠白，全身水肿，形弱怯寒，舌淡苔白腻，脉沉弦。以真武汤加味投之：炮附子20g，白术15g，茯苓15g，生姜10g，白芍12g，炙麻黄10g，炒苏子15g，白芥子10g，甘草5g。水煎服，每日1剂，服药5剂，咳喘减，水肿消。原方生姜易干姜10g，继服15剂而愈，追访至今未复发。（王雪飞．真武汤新用．贵阳医学院学报，2009，25（3）：321）

按：患者因久病致脾肾阳虚，温化失职，水饮内停，上渍肺系，而发为咳喘。根据中医"病痰饮者，当以温药和之"之法投真武汤温阳化饮，加炙麻黄止咳平喘，炒苏子、白芥子下气消痰止咳平喘。进药5剂获效，原方生姜易干姜温肺化痰，守而不散。全方达到温阳利水，湿去饮蠲，气降痰消目的，故喘咳自止。

三、胸腔积液

胸腔积液是由多种原因引起的胸膜腔内液体增多的现象。正常人胸膜腔内有3~15ml液体，在呼吸运动时起润滑作用，但胸膜腔中的积液量并非固定不变。即使是正常人，每24小时亦有500~1000ml的液体形成与吸收。胸膜腔内液体自毛细血管的静脉端再吸收，其余的液体由淋巴系统回收至血液，滤过与吸收处于动态平衡。若由于全身或局部病变破坏了此种动态平衡，致使胸膜腔内液体形成过快或吸收过缓，临床产生胸腔积液。

中医认为本病多属"悬饮"。病的主要病因系正气虚弱、感受外邪或瘵虫传染所致。病位在胸胁，主脏属肺，涉及少阳经脉，日久可影响肝脾肾。

【病案举例】

刘某，男，56岁，农民，于2003年3月25日就诊。近1月来感觉胸闷，气短，体位变动时咳嗽，肢体、颜面浮肿，神疲乏力，头晕，纳呆，恶寒，小便少。体温：36.9℃，脉搏：18次/分，呼吸：18次/分，血压：110/60mmHg，面色白，精神萎靡，口唇无紫绀，左肺呼吸音粗，右中下肺呼吸音消失，叩诊呈实音，双下肢指陷性浮肿。血常规：白细胞 8.4×10^9/L，淋巴细胞 21.5%，红细胞 1.25×10^{12}/L，血红蛋白 49g/L，血小板 139×10^9/L。胸片：右胸腔积液。胸腔穿刺，抽出淡黄色胸水730ml，为漏出液。舌质淡白，苔白，脉沉细，辨病为悬饮，饮停胸胁，病机为脾肾阳虚，水津内停，治宜温阳利水。处方：制附子10g，茯苓20g，苍白术各20g，白芍15g，当归12g，党参15g，泽兰、泽泻各15g，桂枝10g，生姜10g，5剂，每日一剂。药后，胸闷，气短消失，颜面、肢体浮肿明显减轻，复查胸片：右侧肋膈角变钝，无胸腔积液，继以真武汤合八珍汤加减，服药15剂收工。随访半年，患者无明显不适，可到田间干活。（李清涛．真武汤临床应用举隅．光明中医，2005，20（3）：23）

按：本病属中医"咳嗽"、"水肿"范畴，"太阳病发汗，汗出不解，其人仍发热，心下悸，头眩，身瞤动，振振欲擗地者，真武汤主之。""少阴病，二三日不已，至四五日，腹痛，小便不利，四肢沉重疼痛，自下利者，此为有水气。其人或咳，或小便利，或下利，或呕者，真武汤主之。"《伤寒论》中载真武汤凡属肾阳不足，水湿内蕴之咳、水肿皆可用之。患者更兼有神疲乏力，头晕，纳呆，恶寒，小便少诸证，方证对应，故用之。

四、咳嗽

咳嗽是肺系疾病的主要的证侯之一。分别言之，有声无痰为咳，有痰无声为嗽。一般多为痰声并见，难以截然分开，故以咳嗽并称。《内经》对咳嗽的论述甚详，如《素问·宣明五气论》："五气为病……肺为咳。"《素问·咳论》既认为咳嗽由于"皮毛先受邪气"所致，又说"五脏六腑皆令人咳，非独肺也。"强调外协犯肺或脏腑功能失调，病及于肺或脏腑功能失调，病及于肺，均能导致咳嗽。

【临床应用】

真武汤始见于《伤寒论》，是为阳虚水泛之证而设。刘氏[4]于1997年3月至1999年9月，运用此方加减治疗上呼吸道感染（简称上感）后久咳124例患者，结果治愈86例，占69.4%。其治愈的患者，咳嗽等症状消失最短2日，最长8日，平均5日。临床疗效满意。

【病案举例】

1. 李某，女，25岁。1984年3月10日初诊：咳嗽反复发作1年余，咳时腰背酸痛，咯白色清稀痰，经X光透视、摄片、痰液涂片和培养等检查均无异常，多方医治无效。诊见：形体丰腴，畏寒喜暖，四肢不温，舌质淡胖，苔白滑，脉沉细弱。此乃肾阳素虚，水饮不化，上干于肺所致。拟温肾助阳，燥湿化痰治之，真武汤化裁：制附子、干姜各6g，巴戟天、白术、茯苓、姜半夏、陈皮各10g，甘草5g。服药5剂诸症悉除。予金匮肾气丸口服月余巩固疗效。随访2年，病未复发。

按：咳嗽本是肺脏疾病的一个症状，其他脏腑患病时若影响到肺也会引起咳嗽，但除肺以外的其他脏腑本身并不会引起咳嗽。《素问·咳论》云："五脏六腑皆令人咳，非独肺也。……，肾咳之状，咳则腰背相引而痛，甚则咳涎"。据此诊为肾咳，实乃肾阳素虚，水饮射肺为患。真武汤乃温阳化饮之妙方，肾阳得温，则内停之水饮自化，因而不治咳则咳自愈。（王心祥．治验举隅．辽宁中医杂志，1988，（4）：38）

2. 张某某，女，47岁，农民。1987年6月12日诊。诉食咸味之物则咳嗽已5年，一年前发展成菜中只能加入少许酱油为佐，身体日渐消瘦，头晕无力，昏昏欲睡，咳痰清稀有咸味，5年来求治各处，未能根除。诊见患者消瘦，面色晦暗，言语无力，时值初夏衣服不减。舌淡苔薄白，脉沉细无力。胸片及实验室血、尿检查基本正常。拟诊为脾肾阳虚、水寒射肺之咳嗽。遂投以真武汤加味：炮附子30g，茯苓45g，白芍药45g，生姜（切）45g，白术30g，五味子30g，细辛15g，干姜15g。1剂。先用清水浸泡20分钟，然后急火煮沸，再文火煮3小时，日服2次。二诊：药后皮肤如虫爬，手足温暖，余无不适，又书上方剂量不变，2剂。后高兴而来，述能食咸菜而不咳。随访2年，未见复发。（吕青松．重剂真武汤治疗顽固性食盐咳嗽．国医论坛，1990，（5）：27）

按：5年怪疾，用仲景之方仅3剂而瘥，笔者始未料及收效如此之快。后细思之，莫非是重剂温阳尤其是突出了细辛的用量？陈修园《神农本草经读》曰："宋元祐陈承谓细辛单用末，不可过一钱，多则气闭不通而死。近医多以此语忌用。而不知辛香之药，岂能闭气？上品无毒之药何不多用"！据此，笔者按柯雪帆教授等人考证汉之一两为今之15.625g计算，放胆将真武汤证若咳之或然证者加细辛用至15g。何也？盖患者咳嗽之因在于阳虚不能化气行水，寒水上干肺脏。久病体虚，阳气日衰，易受邪干，而咸能入肾，引邪入室，上干肺系，故咳。脉沉细无力，昏昏欲睡者，亦邪入少阴之明证。在此之际，非重剂附子、干姜不可温阳扶正，非重剂白术、茯苓不可健脾利水，非重剂五味子、细辛、干姜不能温肺止咳，白芍之用意在敛阴和营制其燥热太甚。如此阳回肺温，水邪得除，咳自安止。

五、喘证

喘证是以呼吸困难，甚至张口抬肩，鼻翼煽动，不能平卧为特征。严重者每致喘脱。可见于多种急慢性疾病的过程中。

喘证涉及多种急慢性疾病，不但是肺系疾病的主要证候之一，也可由他脏病变引起。喘证的成因虽多，但概言之不外外感与内伤两端。外感为六淫乘袭，内伤可由饮食、情志，或劳欲、久病所致。病理性质有虚实两方面，由邪者为实，因邪壅于肺，宣降失司；无邪者属虚，因肺不主气，肾失摄纳。

【临床应用】

戚氏[5]应用真武汤加味治疗喘证62例。结果：痊愈28例，占45%；有效32例，占52%；无效2例，占3%；总有效率达97%。结论为真武汤加味治疗喘证能收到良好的临床效果。

【病案举例】

成某某，男，76岁。退休工人。1988年3月5日就诊。患气喘咳嗽已20余年，百方未得根治。且年愈高，病益进，每因感触外邪或劳累辄发。近因浴中受寒，宿病既发，又添寒热，胸部憋闷，喉中痰声如锯。医投以三拗汤加味，药后汗漏不休，气促不能深息，寐时难以着枕，咳嗽，痰黏，心悸，眩晕，静则稍缓，动则更甚，面青肤冷，精神困顿，小便短少，下肢浮种，急请余诊。诊见舌苔白滑，六脉沉微欲绝。此为峻发之后阳气大伤，水气泛逆所致。治宜温肾纳气。疏方：炮附片30g（先煎），红参10g（蒸兑），白术12g，云苓20g，白芍10g，桂枝10g，沉香5g（磨兑），核桃肉30g，生姜20g，生牡蛎30g（布包）。连进4剂，脉渐起而较有力，汗收悸止，喘咳减而气息大平。拟前方附片减为 20g，以肉桂 3g 易桂枝，并去牡蛎，继服 5 剂，诸证悉蠲。后以姜附六君子汤加补骨脂、巴戟、核桃肉调理收功。（刘梦雄．真武汤临床应用举隅．湖南中医杂志，1994，10（3）：26）

按：喘证病因颇多，治当首分虚实。实喘因邪居肺金，治宜祛邪利气；虚喘多责之于脾肾，治宜培补摄纳。本例初虽外感，但患者年届耄老，精气亏损，逐邪时须顾正气。前医不虑于斯，以峻猛之麻黄，大发其汗，戕贼脾肾之阳，致使输布蒸化失职，聚水成肿，停而为痰，凌心射肺为悸为咳，上犯清阳为眩冒。且肾为气之根，肾之摄纳失司，气不归元，阴阳不相接续，逆气上奔则气咻咻若不续。治以大剂真武汤，振奋真阳，益火生土以主水制水；配以桂枝，化气利水而相得益彰；并以沉香、核桃肉温肾纳气；以红参、牡蛎补气潜阳而防喘脱之变。

参考文献

[1] 柳克尊．真武汤化裁治疗支气管哮喘．四川中医，1992，（11）：34.
[2] 王桂珍．真武汤加味治哮喘案．中国社区医师，2002，（9）：39.
[3] 沈东钊．真武汤临床应用．陕西中医，2002，23（6）：557.
[4] 刘登波．真武汤化裁治疗上呼吸道感染后久咳 124 例．吉林中医药，2000，（6）：34.
[5] 戚建明．真武汤加味治疗喘证 62 例．四川中医，2005，23（9）：65.

第二节　循环系统疾病

一、病毒性心肌炎

心肌炎指心肌本身的病变，有局灶性或弥漫性，也可分为急性、亚急性或慢性，总的可分为感染性和非感染性两大类。近年来由于风湿热和白喉等所致心肌炎逐渐减少，而病毒性心肌炎的发病显著增多。病毒性心肌炎有以心肌病变为主的实质性病变和以间质为主的间质性病变。典型改变是以心肌间质增生、水肿及充血，内有大量炎性细胞浸润等。

中医认为本病属"心悸"、"胸痛"、"胸痹"等范畴。

【病案举例】

笔者于 2001 年 7 月某日夜，因气候炎热而平躺于室内风道沙发乘凉，身未着被直至天明。深夜时分，忽感冷风吹拂，腹部发凉；次日，感到小腹部冰冷疼痛，周身发紧，约十余日，未作任何处理而周身发紧自消，但小腹冰冷不已，全身肌肉不时跳动，至秋出现一过性心慌、胸闷，自以为劳累使然，因未就医。之后，渐感劳累或活动后心慌、气累、胸闷、气喘、胸痛难忍，遂于2002年1月9日到遵义某医院心内科就诊。查：慢性病害，面色黧黑，舌胖嫩紫暗，苔薄色黑水滑，脉结代并见，心率110次/分，律不齐，心电图提示：右束支完全传异阻滞。西医诊断：病毒性心肌炎。中医诊断：少阴病阳虚水泛证。治以温阳化气行水，拟真武汤加桂枝、细辛。处方：熟附片（先煎）9g、茯苓12g、白术9g、炙甘草9g、桂枝9g、细辛3g、生姜三片。水煎服，每日3次。服药6剂后，胸痛消失。余症得减，舌苔呈变厚而水滑，上方去细辛加菖蒲、郁金各9g，续服药半年而诸症消失。心电图提示：正常心电图。（高明．病毒性心肌炎从少阴病论治体验．贵阳中医学院学报，2006，28（2）：32）

按：病毒性心肌炎，中医认为是寒邪按同气相求的原理首先侵入太阳经，太阳主表、主胸肺、背部、膀胱及小肠所生之病；而后太阳病按"各归不胜而为化"的规律蔓延少阳经，少阴主针降水火及心肾所生之病。其病因为寒，病理及水火升降，病位历经太阳，定位少阴。所以其基本证型为：太少两感证——麻黄附子细辛汤证；少阴寒化证——四逆汤辈；少阴病阳虚水泛证——真武汤证。笔者所患，初见小腹冷痛，周身发紧，病属太少两感；后见心慌气累、胸闷气喘、胸痛难忍、筋惕肉瞤，乃心阳虚衰，肾水上泛凌心，浸渍筋脉所致。故主以真武汤温阳化气行水，加桂枝、细辛者，取麻黄附子细辛汤之义，以去太阳之邪。后因寒邪欲罢而湿浊黏滞不解，便佐菖蒲、郁金行气开窍，化浊去湿。

二、低血压

无论是由于生理或病理原因造成血压收缩压低于100mmHg，称为低血压，平时我们讨论的低血压大多为慢性低血压。慢性低血压据统计发病率为4%左右，老年人群中可高达10%。

中医认为，本病多由气虚、阳虚或气阴两虚所致。

【病案举例】

杨某，男，35岁，工人，1974年6月5日诊。诉半年前水肿从双足趾及踝关节开始，向上漫延至腹，压之凹陷，神倦乏力，怕冷，四肢不温，小便少，面色苍白，语言低弱，纳差。血压76/46mmHg，其他各项理化检查正常。某院按肾炎治3个月症情未减，肿势反渐加重肿至剑突。余诊其脉沉细，苔薄白，舌紫暗而胖嫩有齿印，脉症合参，辨为肾阳衰所致。用党参、附片（先煎）、山药各30g，茯苓20g，白术、生姜各15g，白蔻、红花各8g。服8剂后血压90/64mmHg，水肿消至大腿，精神好转，食量稍增。继服 8 剂，血压升至 112/78mmHg，诸症大减，去白蔻，减参附用量各为 15g，加首乌 20g、当归 15g 以调补气血，间断服 22 剂，血压上升为 120/79mmHg。随访 3 年，血压正常，未再出现水肿。（林素筠．真武汤治疗低血压．江西中医药，1985（4）：33）

按：本案西医诊断属低血压，但中医诊断仍属"水肿"范畴。肾阳虚不能气化行水，则水气溢于肌肤，而为水肿。真武汤以附子温振肾阳，苓、术健脾利湿，生姜温胃利水，复以白芍制约姜、附之燥热。更以白蔻健脾化湿，红花活血化瘀。实践表明，本方对肺源性心脏病、慢性肾炎、心力衰竭的水肿，确有疗效。

三、肺源性心脏病

肺源性心脏病（简称肺心病）是指支气管 – 肺组织、胸廓或肺血管病变导致肺血管阻力增加，产生肺动脉高压，继而右心室结构和（或）功能改变的疾病。根据起病缓急和病程长短，可分为急性和慢性肺心病两类。临床以后者多见。

慢性肺心病是我国常见的一种疾病。中医认为本病是本虚标实，病位于肺、脾、心、肾。缓解期为肺肾虚，本虚邪微，治宜健脾补肾。而急性加重期病情较为复杂，多种证候可分为：①肺肾气虚外感型（合并感染）。②心脾肾阳虚水泛型（心力衰竭）。③痰浊蔽窍型（肺性脑病）。④元阳欲绝型（休克）。⑤热瘀伤络型（伴有出血）等。

【临床应用】

卢氏[1]以黄芪真武汤为主治疗肺心病 21 例，基本方：黄芪每剂用量不少于 30g，炮附子（先煎）、白术各 10g，茯苓、白芍各 15g，生姜 9g。随症加减：咳喘严重者加葶苈子 10g、莱菔子 10g，全瓜蒌 25g，川贝 7g；痰多者加杏仁 10g；心肾阳虚，下肢水肿尤甚而小便不利者加桂枝 8g，猪苓、泽泻各 10g；气阴两虚者加党参 15g，麦冬 10g。治疗期间配合适当的西药治疗。结果为：显效 13 例，好转 5 例，无效 3 例。显效率为 61.9%，总有效率为 85.7%。田津，彭代秋[2]运用西医常规治疗辅以真武汤随证加减治疗慢性肺心病患者 30 例，与单纯西医治疗的 30 例作对照，并对两组患者治疗前后临床症状有效率作比较，获得满意效果，治疗组临床有效率明显优于对照组。姜氏[3]运用真武汤为主治疗肺源性心脏病患者 31 例，与单纯应用西医治疗的 31 例做对照，两组均给予抗感染、解痉、平喘、强心利尿及维持水电解质、酸碱平衡等基础治疗。治疗组在上述治疗基础上加用中药真武汤加减，取效较为满意。

【病案举例】

王某，男，55 岁，1987 年 9 月 4 日初诊。宿有咳嗽气喘 5 年余。近日来因气候变化，咳喘加重，呼吸困难，不能平卧，心悸气短，腹胀，于 1987 年 9 月 2 日入院。西医诊断为"肺源性心脏病心力衰竭"。给予青链霉素、氢氯噻嗪等药治疗，疗效不显，试用中药治疗。一诊：证见咳喘，面色晦暗，口唇青紫，腹大胫肿，畏寒尿少，四肢发冷，舌紫暗，脉沉滑而数。证属脾肾阳虚、水气凌心。治宜温肾健脾，宁心安神，利水消肿。处方：附子 30g、干姜 15g、白术 15g、杭芍 15g、茯苓 30g、半夏 15g、桂枝 15g、杏仁 12g、炙甘草 10g、桑白皮 12g。2 剂。二诊：患者自诉服第 1 剂药时无明显效果。9 月 5 日服第 2 剂药时，尿量明显增多，浮肿渐消，腹胀减轻，仍有咳喘，大便干。守方加麻黄、厚朴、紫菀，续服 2 剂。三诊：咳喘明显减轻，四肢转温，但感全身无力，食纳欠佳。上方减干姜、麻黄，加党参、黄芪、砂仁，服数剂后，诸证皆明显好转。（杨若丽. 真武汤临床运用点滴. 云南中医学院学报，1994，17（2）：37）

四、风湿性心脏病

风湿性心脏病简称风心病，是指由于风湿热活动，累及心脏瓣膜而造成的心脏病变。表现为二尖瓣、三尖瓣、主动脉瓣中有一个或几个瓣膜狭窄和（或）关闭不全。患病初期常常无明显症状，后期则表现为心慌气短、乏力、咳嗽、肢体水肿、咳粉红色泡沫痰，直至心力衰竭而死亡。有的则表现为动脉栓塞以及脑梗死而死亡。风湿性心脏病是甲组乙型溶血性链球菌感染引起的病态反映的一部分表现。它在心脏部位的病理变化主要发生在心脏瓣膜部位。

中医学认为风湿性心脏病多属于"怔忡"、"喘证"、"水肿"、"心痹"等范畴。其病机主要是风寒湿邪内侵，久而化热或风湿热邪直犯，内舍于心，乃致心脉痹阻，血脉不畅，血行失度，心失所养，心神为之不安，表现心悸、怔忡，甚而阳气衰微不布，无以温煦气化，而四肢逆冷，面色㿠白，颧面暗红，唇舌青紫。水湿不化，内袭肺金，外则泛溢肌肤四肢或下走肠间，或见浮肿，咳嗽气短，胸闷脘腹痞胀，不能平卧等证。

【病案举例】

患者钱某，女性，素有"风心"病疾 20 余载，时感心悸脚闷，气急不时而作，下肢浮肿，反复绝绵。近 2 年来症情加重，虽经西药强心、利尿、抗感染等治疗，始有小效，继用不显。中医治以健脾利水，或宣肺平喘，或宁心安神，效果甚微，心衰难以控制。今次住院，中西医治疗并进，半月后心衰仍未控制，故停服一切西药。只用中医辨证施治。刻诊：胸闷心悸，下肢凹陷水肿，按之没指，小便不利，四肢沉重，喘息频作，难以平卧，微有恶寒，时而下利，舌苔薄白，脉息沉细。此为肾阳衰微。水气内停，治以温阳补肾、化气行水，以真武汤进服。3剂后，病情改善，肿渐消，喘亦减轻，胸闷心悸均见好转。既见效机，守方同前，续进10余剂后，小便畅通，心悸胸闷偶作，下肢水肿全消。精神振作，心衰控制，再以健脾宁心安神善后。一个月后出院。（陈子明．应用经方临证举隅．湖北中医杂志，1995，17（1）：45）

按：仲景《伤寒论》第316条云："少阴病，二、三日不已，至四、五日，腹痛，小便不利，四肢沉重疼痛，自下利者，此为有水气，其人或咳，或小便利，或下利、或呕者，真武汤主之"。患者虽经多种方法治疗，投药多剂，但是症情反复。综观病情，乃为水火不济，心肾失交，肾中阳气不足，水流停滞，泛滋肌肤。浮肿乃成。肾虚膀胱气化无权，因而小溲不多，肿不消，水不退，心悸咳喘难平，心衰亦难控制，诸症丛生，故欲消肿利水，首当温肾散寒。对照经文，症状相似，病机雷同。放胆投方。果获良效。随访2年，症情稳定。

五、高血压

高血压主要分为原发性高血压和继发性高血压两种。原发性高血压以血压升高为主要临床表现，通常简称高血压。高血压是多种心、脑血管疾病的重要病因和危险因素，影响重要脏器例如心、脑、肾的结构与功能，最终导致这些器官的功能衰竭。造成高血压的机制主要有以下原因：①交感神经系统活性亢进。②肾性水钠潴留。③肾素－血管紧张素－醛固酮系统（RAAS）激活。④细胞膜离子转运异常。⑤胰岛素抵抗。

高血压是西医学病名，中医古代文献中没有此病名。但《内经》早有"诸风掉眩，皆属于肝"的理论，其发病机制与肝的关系至为密切。肝藏血，体阴用阳，主疏泄，主升，主动，性喜条达，恶抑郁；能疏发全身气机，调畅气血。依据中医学"升降出入"的理论，"出入废则神机化灭，升降息则气立孤危"。上升和下降的对立统一，是体内气机运动的形成，出和入的平衡，是机体物质代谢的前提，所以升降出入也是生命运动的基本形式。

高血压病的发病原因，可概括为先天禀赋异常，七情失节，内伤虚损，忧思劳倦等，所以引起的肝肾阴阳失衡，气血功能逆乱。因此，中医对高血压病治疗要"病"、"证"结合，"药性"与"药理"结合而辨证施药。

【临床应用】

廖氏[4]用真武汤加味治疗高血压表现为临床主要表现为眩晕、头痛、心悸乏力，舌质暗红或淡白，舌苔白润或水滑，脉弦滑或沉细，血压超过 144.6/94.7mmHg，无阴虚阳亢之征者。共治疗 39 例，结果：显效 19 例，有效 15 例，无效 5 例。治疗中未发现有何副作用。

【病案举例】

1. 王某，男，56 岁。农民，1991 年 3 月 9 日应诊，患者自诉半年来头晕目眩，心悸怔忡，口中乏味，常觉吸入之气呈冰凉感，身重倦怠，畏寒肢冷，小便短少，全身肌肉时而眴动，尤以脐周部为著。曾以中、西药多方治疗不效，遂来就诊。患者形体肥胖，面部虚浮苍白，下肢浮肿，舌体胖，有齿痕，苔白厚腻，脉沉而弦滑，血压检测：190/120 mmHg，此乃肾阳虚衰，命火不足不能制水致阴水上泛，阻遏清阳之症，法当壮元阳以消阴翳，拟以温阳化水，芳香通窍之剂。方用：附子 9g，白芍 15g，茯苓 15g，白术 15g，生姜 6g，怀牛膝 15g，菖蒲 12g，佩兰叶 10g。附子先煎，余药后下，凉服。服药 2 剂自觉诸症俱减。惟吸入之气凉感仍旧。诊及舌淡苔白厚，脉沉弦，血压：160/100mmHg。原方茯苓量增至 20g，加山药 20g，陈皮 10g，理气健脾，培土泄水以消留垢，服药 2 剂诸症已消。血压：130/90mmHg，告愈。（陈成，陈英．加味真武汤治疗症状性高血压 2 例．甘肃中医学院学报，1994，11（1）：32）

按：此为脾肾阳虚，水湿泛滥所致之眩晕。虚者饮停，结而为痰，故见舌体胖，有齿痕，苔白厚腻，故于原方加菖蒲、佩兰以芳香化湿。后加山药平补肺、脾、肾三脏，加陈皮以加强健脾燥湿之功效。

2. 患者黄某某，女性，49 岁，干部。病者素有高血压病史，血压持续在 170～190/90～110mmHg 之间。屡用复方罗布麻片、利血平、降压灵、复方降压片等药，但血压始终未能降至正常。近半年来，患者感觉精神萎靡，头目眩晕，全身疲惫，身体形寒，比常人怕冷，经常下肢浮肿，小便短少，食欲减退，脉象沉细弱，舌体胖大、舌苔淡白滑润，综上诸症，病属肺脾气虚，肾阳不足。拟益气补脾，温阳利水为法。处方以真武汤加味：制附片 10g，红参 6g，茯苓 20g，白术 10g，白芍 10g，生黄芪 15g，牛膝 10g，灵磁石 15g（先煎），生姜 3 片。每日 1 剂。试投 2 剂。服上方 2 剂后，患者精神明显好转，自谓全身有一种温煦之感，食欲增进，小便量增，浮肿消退，血压 150/80mmHg，脉象沉缓有力，舌苔薄白，津液适中。服上药有效，嘱守方再进 5 剂。5 剂后，病者告谓，其病如失，身体轻爽，浮肿消尽，饮食正常。脉沉缓有力，舌苔正常，血压 135/75mmHg 左右，遂嘱停药观察。半年后随访问，未服降压药，血压正常。（陈瑞春．温降高血压小议．中医杂志，1993，34（1）：59）

按：此为阳虚水泛的高血压。患者症见尿频，小便失禁，四肢欠温，均为肾阳虚衰，无力温化之证；阳气虚衰，不能养神，故精神萎靡，寒饮上犯清窍，阻碍气机则头目眩晕。故用温阳利水的真武汤加味。加黄芪益气固表，牛膝、磁石引血下行，引阳入阴。

六、高原慢性心功能不全

高原慢性心功能不全是高原病的一种类型，由平原进入高原（海拔 3000m 以上，对机体产生明显生物效应的地区），或由低海拔地区进入海拔更高的地区时，由于对低氧环境的适应能力不全或失调而发生的以心功能不全为主要表现的综合征。

中医并无"高原慢性心功能不全"的病名，临床多根据其具体临床表现归为"喘证"、"心悸"、"水肿"、"痰饮"、"瘀证"等范畴。

【病案举例】

杨某，男，69 岁。2004 年 8 月 3 日就诊。患者素心悸，浮肿，咳嗽气喘促 8 年。在多家医院转诊罔效而延余诊治。刻诊：心悸怔忡，咳嗽气喘，咳吐白沫痰，胸胀彻背，动则喘急，面目浮肿，下肢肿甚，眩晕，劳累后心悸、水肿、气喘明显加重，面色、口唇鼻紫绀灰暗，四肢末端紫青，舌质紫暗，舌下静脉怒张青紫，苔白厚腻，脉浮结代。听诊：双肺底可闻及少量湿性啰音。心电图示左心室肥大。X 线示双肺炎症，肺门动脉及静脉均增粗。血常规：红细胞 6.82×10^{12}/L，白细胞 11.4×10^9/L。尿常规：尿蛋白（＋＋），尿胆红素（＋）。辨证分析：宗气衰弱，心肾阳虚，气化不行，水饮泛溢，凌心射肺，痰瘀内阻。西医诊断：高原慢性心功能不全，高原红细胞增多症。中医诊断：喘证，心悸，水肿，痰饮，瘀证。治法：益宗气，温心肾，宣肺化饮，祛痰化瘀。方拟真武汤合瓜蒌薤白白酒汤加味：茯苓 30g，炮附子 6g，白术 30g，干姜 10g，白芍 10g，瓜蒌 15g，薤白 15g，白酒 10ml，丹参 18g，葶苈子 15g，桑皮 10g，山药 15g，山茱萸 15g，法半夏 10g，生黄芪 30g，人参 15g（煎兑服）3 剂。复诊：上药服后，诸症明显好转，拟上方继服 3 剂。三诊：药后精神振奋，诸症再减，以上方加苏子 10g 继进服 8 剂。四诊：诸症消失，继服 18 剂诸证悉除。后追访 1 年体健，病未再发。多次血常规：红细胞 5.57×10^{12}/L，白细胞 6.0×10^9/L。

按：本案高原心功能不全中原地区少见。本患者年高病久，病情复杂。观其脉证，其主要病机为宗气衰弱，心肾阳微，寒饮凌心射肺，痰瘀阻滞心肺。故用经方真武汤和瓜蒌薤白白酒汤复方合用。真武汤功可温阳利水主治咳喘、眩晕；瓜蒌薤白白酒汤为《金匮要略》治疗胸痹之主方，二者合用振奋心肾阳气，通阳蠲饮，开胸中痰结；再加大补宗气之人参、黄芪；补肾纳气之山药、山茱萸；痰瘀同治故与丹参、半夏；葶苈子、桑皮同用，泻肺平喘，逐饮降逆，全方共奏补宗气，纳肾气，益心肺，通阳散结之功。（刚察．经方治疗高原心功能不全一则．中医药导报，2007，13（3）：63）

七、慢性心力衰竭

慢性心力衰竭也称慢性充血性心力衰竭，是大多数心血管疾病的最终归宿，也是最主要的死亡原因。临床上左心衰竭最为常见，单纯右心衰竭较少见。左心衰竭后继发右心衰竭而导致全心衰竭者，以及由于严重广泛心肌疾病同时波及左、右心而发生全心衰者临床上更为多见。左心衰竭主要表现为：肺淤血、心排血量降低。右心衰竭主要表现为：体静脉淤血。

本病中医根据症状主要归为"心悸"、"喘息"、"水肿"等证当中。慢性心衰病程长，病因病机复杂，与肾阳虚衰、元气不足、心血瘀阻、水饮内停有关，为虚实夹杂之证，中医在治疗上有较好的疗效。

【临床研究】

齐冬梅，王高力[5]以真武汤加减治疗慢性心力衰竭 36 例。其中 9 例治疗前未用过西药（地高辛、利尿剂、血管扩张剂），单用真武汤治疗，均为心功能 2 级；6 例停用西药改为单用真武汤治疗；21 例为已用西药治疗而疗效不满意，加用真武汤治疗。4 周为 1 个疗程，用 1~2 个疗程，采用治疗前后自身对照。36 例心衰患者，治疗后显效 19 例，有效 15 例，无效 2 例。显效率 52.8%，总有效率 94.4%。李松柏，伍良知[6]运用真武汤加减治疗慢性心力衰竭 56 例，全部患者均采用中药真武汤加减治疗：制附片 15g，干姜 10g，桂枝 10g，葶苈子 15g，茯苓 30g，黄芪 15g，丹参 30g，白芍 15g，桃仁 15g，防己 30g，煅龙骨 30g，党参 15g，瓜蒌 15g，白术 10g。血瘀甚者加赤芍、鸡血藤；脉结代者加炙甘草汤；胸闷憋气者合用枳实薤白桂枝汤；阳虚肢冷者加淫羊藿、巴戟天、补骨脂；气阴两虚加参脉麦汤；若痰热痹阻，心痛彻背，背痛彻心者，合瓜蒌薤白半夏汤。急性期每日 1 剂，8~15 剂缓解，待缓解后以水炼为丸维持治疗 3 个月，每次 6g，每日 2 次，巩固疗效。总有效率 92.8%。宋峻，王永标[7]本方加减治疗慢性心衰 172 例，如咳喘较剧，难以平卧，或有胸腹水者，加用葶苈子（包）、桑白皮各 30g；如胁下密积，颈脉动甚，口唇紫绀者，加用全当归 10g，紫丹参 30g；如舌红苔少，口燥咽干者，减制附片 5g，去肉桂心，潞党参改为太子参 15g，加大麦冬 15g、五味子 5g；如心前区闷痛者，肉桂心改为川桂枝 10g，加用瓜蒌皮、紫丹参各 30g，大川芎 10g。煎服，每日 1 剂，分上下午服，15 天为 1 疗程。服药期间，注意休息，限制钠盐的摄入量，肺心病患者持续吸氧，合并感染者，使用抗生素，停用强心、利尿、扩血管药物。结果：经治疗 1~2 个疗程，痊愈 36 例，占 21.2%；显效 60 例，占 35.3%；有效 46 例，占 27.1%；无效 28 例，占 16.5%，总有效率 83.5%。王氏[8]以本方加减治疗阳虚水泛型心力衰竭 44 例，显效 26 例（59.1%），有效 15 例（34.1%），无效 3 例（6.8%），总有效率为 93.2%，效果满意。

【病案举例】

1. 患者张某，女，56 岁，农民，2004 年 11 月 3 日初诊。患者反复劳力性气喘伴心悸、浮肿 3 年。既往有风湿热史，曾多次住院，确诊为"风湿性心脏瓣膜病，二尖瓣狭窄并关闭不全，慢性心力衰竭"。长期服地高辛、卡托普利、螺内酯、异山梨酯及辅酶 Q10。来诊症见：喘促，动则尤甚，不能平卧，伴心悸胸闷，口唇轻度紫绀，肢凉怕冷，纳呆，尿少，双下肢浮肿，舌质淡暗，苔白，脉细促。查体：神清，慢性重度病容，轻度发绀，颈动脉充盈，半坐卧位，双下肺闻及湿啰音，心界叩诊左下扩大，心率 122 次/分，房颤律，二尖瓣听诊区闻及舒张期 3/6 粗糙样杂音，双下肢中度凹陷性浮肿。X 线胸片示：心影增大。心电图示：心房纤颤并快速心室率。心超示：左房左室增大，二尖瓣中度狭窄并关闭不全，左室收缩功能不全，舒张功能不全。辨证为心肾阳虚，经予真武汤加味（熟附子 10g，茯苓 30g，桂枝 10g，白芍 12g，生姜 9g，益母草 12g），服 14 剂精神好转，无心悸胸闷，肢体浮肿消退，纳食增，无发绀，双肺啰音消失，但仍喘促，平地活动亦困难。改拟肾气丸化裁（熟附子 10g，桂枝 10g，山茱萸 10g，熟地黄 15g，牡丹皮 12g，怀山药 12g，茯苓 20g，淫羊藿 12g，巴戟天 12g）。经服 7 剂，气喘明显好转，可平地活动。随证加减，续服上方 30 剂，患者无明显气喘，一般生活能自理。复查心脏彩超：左室收缩功能明显改善，随访半年心衰未再发作。（吴乐文．从肾论治慢性充血性心力衰竭．河南中医，

2007, 27 (8): 83)

按： 慢性心力衰竭是心脏疾病久治不愈的结果，其以劳力性气喘表现最为顽固，气喘不改善，难使生活质量提高。本案系阳虚水泛，水气凌心之证。肾阳衰微，决渎无权则小便短少，下肢浮肿；脾阳虚衰，温运无力则纳呆。本病例气喘不能平卧，胸闷心悸，肢凉怕冷，浮肿尿少，舌暗淡，脉细促，一派阳虚之象，行温阳利水，纳肾平喘之法症虽改善，但喘之候未除，主要为气之本不固，故改以肾气丸补肾固本而收功。真武汤对心肾阳虚，水气凌心型心衰患者，用洋地黄类药物效果不显时，往往有效。

2. 陈某，男，61岁，工人，1994年9月20日入院。罹患风心病10余年，动则胸闷、气急、心悸，心尖区搏动弥漫，收缩期杂音Ⅱ～Ⅳ级，心率100次/分，早搏5～7次/分，肝下界肋下锁骨中线处6cm，剑突下4cm，颈静脉怒张，肝颈回流征（＋），血压150/90mmHg，症见：形体虚弱，倦怠，精神萎靡，面色苍黄，两颧暗红，口唇紫绀，舌淡胖边有齿印、尖有瘀点，形寒肢冷，脉结代。入院诊断：心痹（心肾两虚）。西医诊断：风湿性心脏病（慢性心力衰竭）。证候分析：年愈花甲，体质渐衰，早年患痹证，日久累及于心，遂患心痹，屡治不愈。心痹病，脉不通，气血痹阻，滞而为瘀，以致心失濡养故心悸；胸阳不振，水气凌心则胸闷而喘；阳气衰微不能温养四肢，故形寒肢冷；阳虚，膀胱气化不利则下肢颜面肿甚，舌淡胖，有齿印；舌尖瘀点，脉结代皆为心阳不振，血脉凝涩之象。此危候也。治当温阳利水，俟胸中阳气振奋，运行有力，再拟活血化瘀，益气通络养心之法以调养之。投真武汤加味：熟附片10g，赤白芍各12g，焦白术12g，干姜10g，桂枝15g，万年青根15g，黄芪30g，远志9g，茯苓皮30g，炙甘草9g。

上方服2剂，口唇淡红，下肢肿及两颧红消失，心率80次/分，早搏2～3次/分，呼吸19次/分，血压150/75mmHg，神清纳健。原方继进4剂，心衰诸症消失，1周出院。

按： 本病属右心衰竭病例，为心肺肾阳气虚损。真武汤为治疗阳气衰竭的主方，按陈修园《伤寒真方歌括》附子壮元阳，则水有所主；白术建土气，则水有所制；合芍药之苦以降之，茯苓之淡以泄之，生姜之辛以行之，总使水归其壑。加万年青根以强心利尿，远志以安神养心。符合治水病强心、宣化、利尿之原则，但临床须根据疾病情况灵活加减运用。（贾太谊，贾磊. 经方加味辨证治疗心衰验案3则. 国医论坛，1997，12（3）：11）

八、扩张型心肌病

扩张型心肌病的典型特征为左或右心室或双侧心室扩大，并伴有心肌肥厚。心室收缩功能减退，伴或不伴充血性心力衰竭。室性或房性心律失常多见。病情呈进行性加重，死亡可发生于疾病的任何阶段。各年龄均可发病，但以中年居多。起病多缓慢，最初检查时发现心脏扩大，心功能代偿而无自觉不适。经过一段时间后症状逐步出现，这一时期有时可达10年以上。症状以充血性心力衰竭为主，其中以气急和浮肿为最常见。

中医没有扩张型心肌病的病名，依临床症状和体征等表现，该病当属于中医的"胸痹"、"心悸"和"水肿"等病。中医认为本病虽病位在心，但与肺、脾、肾等脏有密切关系。引起本病的病机特点是本虚标实，本虚强调气虚、阳虚、血虚和阴虚等，标实则主要是血瘀、痰阻、寒凝和气滞。以上因素常交互为患，多因素致病，导致心脏收缩期功能减弱，从而影响其他脏腑及全身气血的正常功能，出现气滞血瘀、痰瘀交阻、心肾阳虚等病理变化。根据多年的临床研究表明，中医药在减轻扩张型心肌病患者的症状、体征，改善心功能及提高患者存活率等方面有较好的作用。

【临床研究】

任艳芸，李艳霞[9]应用真武汤治疗扩张型心肌病导致的心力衰竭，并设对照组进行对比，从治疗前后症状及体征的变化，治疗前后心功能的改善等方面显示了中西医结合疗法在治疗扩心病心衰中应用前景广泛，疗效肯定；提示中西医结合疗法有可能改善扩心病心衰患者的远期预后。

【病案举例】

1. 赵某，男，48岁。心悸、气短、咳嗽、乏力4个月。2002年10月入院，入院后症见：心悸、气短、胸闷、乏力、夜间平卧后咳嗽不已，活动后心悸气短加重，尿量减少，腹胀，纳差，不思饮食，形寒怕冷，尤其背部冷甚。舌质淡，苔白，脉沉。查：体温36.1℃，脉搏98次/分，呼吸24次/分，血压83/52mmHg。神志清，精神差，口唇紫绀，颈静脉怒张，两肺呼吸音粗，肺底可闻及湿性啰音。心界向左右双侧扩大，心率98次/分，二尖瓣区、三尖瓣区都可闻及收缩期吹风样杂音，无震颤，腹软，肝脏肋下4cm可及，脾脏未及，双下肢轻度压痕。入院后胸片示：心影向双侧增大，以左侧增大为主，双肺肺淤血。心脏B超：扩张型心肌病样改变。心电图：窦性心律，Ⅰ度房室传导阻滞，左前分支阻滞，心肌损伤。中医诊断：心悸，肾阳虚衰，水凌心肺。西医诊断：扩张型心肌病，心功能 III 级。入院后予以真武汤加味：茯苓30g，芍药、白术各20g，炮附子10g（先煎），生姜3片，红参10g，葶苈子15g，丹参15g，（配合地高辛0.125mg，1天1次，共5天后停药）上方服用3剂，夜间咳嗽明显减轻，小便量增多，腹胀减轻，5剂后夜间可平卧休息。在治疗过程中，曾因血压太低而配合生脉注射液每日30ml静脉滴注3天，随后停药。1疗程后，患者心悸气短基本消失，夜间咳嗽消失，乏力明显好转，肝脏肋下未及，肺底啰音消失。出院后将真武汤中去附子改为肉桂5g，五加皮10g，做成丸药，嘱患者巩固服药半年，2003年12月随访X线摄片，心影变化不大。（任艳芸，李艳霞．真武汤合用西药治疗扩张型心肌病疗效观察．辽宁中医杂志，2005，32（2）：139）

按：属"心悸"、"水肿"、"喘证"范畴，其临床表现的心悸、气短、水肿、脐下悸、畏寒、舌淡、苔白、脉沉，恰与真武汤证相吻合，故使用真武汤后能明显改善患者的自觉症状，加强和巩固西药的作用。

2. 俞某，女，56岁。因心悸气喘浮肿反复发作3年余，加重1周而诊。曾被确诊为扩张型心肌病。长期口服巯甲丙脯酸、地高辛、氢氯噻嗪等药物治疗。1周前因劳累后病情加重，胸闷心悸，喘气不得平卧，颜面及双下肢浮肿，纳差，腹胀，尿少。经抗炎、强心、利尿、扩冠等治疗效果不佳。查体：脉搏118次/分，血压100.5/82.5mmHg，双肺底可闻及湿啰音，心界扩大，心音低钝，腹部膨隆，移动性浊音（+）。舌质淡红，苔白滑，脉微细数。拟真武汤加减：制附片12g，白术30g，茯苓、生姜皮、刺五加各20g，大腹皮、泽泻各15g，桂枝、红参各10g。水煎服，每日1剂。药后患者每日尿量达3000ml。3天后浮肿大减，精神明显好转。上方去生姜皮、大腹皮、泽泻，红参减为5g，加麦冬12g，五味子6g，再进7剂。患者症状消失。（阙立明．真武汤临床运用举隅．湖北中医杂志，2000，22（5）：42）

按：本案病由心气不足、心阳不振日久，渐致肾阳衰微。心肾阳气衰弱，不能化气行水，水气凌心，故心悸而喘，周身浮肿。故以真武汤温阳利水，加桂枝以通阳平冲，更增化气行水之功；伍生姜皮、大腹皮、泽泻通利三焦水气；配生脉饮合刺五加补心益肺。诸药合用，振奋心阳，温肾益肺，利水消肿，最终获效。

九、心律失常

心律失常就是指心脏活动的频率和节律发生紊乱的病理现象，即心脏冲动的频率、节律、起源部位、传导速度与激动次序的异常。表现为率过快、过慢，心律不齐，故心律失常也称为心律不齐。它是由于心脏激动发源失常或传导障碍所引起。这时心房、心室的正常激活或（和）运动顺序发生障碍。心律失常有缓慢型和快速型，故治疗用药也有所不同。

心律失常属中医的"惊悸"、"怔忡"、"昏厥"、"虚劳"等范畴。心律失常的病因为心虚胆怯之人，突受惊恐，或素蕴痰热，复加郁怒伤肝；或大病久病，累及心脾肾，损及气血阴阳，均致心失安养，心神扰动，或心脉瘀阻而发心悸。久病大病，损伤心脾肾，伤及气血阴阳。心脾两虚，气血两亏，心失所养，心神被扰；或肾阴不足，水不济火，心火独亢，扰动心神；或心肾阳虚，心失温养，且水饮内停，上凌于心，均致心悸。气滞或气虚，常酿心血瘀阻，心失所养，亦发心悸。

（一）心房颤动

心房颤动（房颤）是成人最常见的心律失常之一，心房发生 350～600 次/分不规则的冲动，引起不协调的心房乱颤，心室仅接受部分通过房室交界区下传的冲动，故心室率 120～180 次/分，节律不规则。房颤分阵发型和持续型，绝大多数房颤见于器质性心脏病患者，其中以风湿性二尖瓣病变、冠心病和高心病最常见，部分长时间阵发或持久性房颤患者，并无器质性心脏病的证据，称为特发性房颤。

【病案举例】

王某，男，71 岁，离休干部。1998 年 6 月 18 日就诊。冠心病病史10 余年，1 年前因其子出国情绪激动而出现心房颤动，服普罗帕酮、氨碘酮等药疗效欠佳而求治于余。心悸动，每日午后四五点钟加重，心悸不能自持，心中懊恼难以忍受，持续 1～1.5 小时，伴身疲乏力，汗出，紧张焦虑，烦躁易怒，少寐多梦，神情淡漠，面色晦暗，舌质淡，苔白稍黄，脉左寸结代，尺部沉缓无力。中医辨证属心肾阳虚，水气凌心，心神失养。治宜温阳化气，宁神养心。予真武汤化裁。处方：附子15g，白芍药30g，白术15g，茯苓25g，人参5g，麦门冬15g，五味子15g，黄芪40g，柴胡15g，川芎15g，葛根30g，百合20g，柏子仁15g，栀子15g。每日 1 剂，水煎服。6 剂。二诊：心悸有所减轻，情绪稳定，睡眠已达 5～6 小时，仍有汗出、乏力，舌质淡苔白，脉左寸结代次数减少。效不更方，前后服用 30 余剂。治疗近 2 个月，临床症状消失，心房颤动消失。（齐志卿．真武汤化裁治顽症举隅．河北中医，2004，26（2）：142）

按："太阳病发汗，汗出不解，其人仍发热，心下悸，头眩，身𣊬动，振振欲擗地者，真武汤主之。"真武汤为心下悸之主方，方证相应故用之。伴身疲乏力，汗出，此皆气阴亏虚之象，故辅以生脉饮合黄芪以补气养阴，敛汗宁神。本例患者由情绪激动而得，又见紧张焦虑，烦躁易怒，少寐多梦，神情淡漠等症，与《金匮要略》百合病类似，故方中更加一味百合，兼以柴胡、川芎，疏肝行气；葛根升清阳，柏子仁安心神，栀子清郁热，诸药合用，乃见其效。

（二）室内传导阻滞

室内传导阻滞是指希氏束分叉以下部位的传导阻滞。室内传导系统由三个部分组成：右束支、左前分支和左后分支，室内传导系统的病变可波及单支、双支或三支。右束支传导阻滞较为常见。永久性病变常发生于风湿性心脏病、高血压性心脏病、冠心病、心肌病与先天性心脏病。此外，正常人亦可发生右束支传导阻滞。左束支传导阻滞常发生于充血性心力衰竭、急性心肌梗死、急性感染、奎尼丁与普鲁卡因胺中毒、高血压病、风湿性心脏病、冠心病与梅毒性心脏病。左前分支阻滞较为常见，左后分支阻滞则较为少见。单支、双支阻滞通常无临床症状。间可听到第二心音分裂。完全性三分支阻滞的临床表现与完全性房室传导阻滞相同。慢性束支传导阻滞的患者如无症状，无需接受治疗。急性前壁心肌梗死发生双分支、三分支阻滞，或慢性双分支、三分支阻滞，伴有 Adams – Stokes 综合征发作者，则应及早考虑心脏起搏器治疗。

【病案举例】

谢某某，男，73 岁。1983 年 1 月 3 日诊。有高血压史多年。就诊时，胸闷心悸，动则气急，背寒肢肿，纳呆便软，舌质淡，苔白腻，脉弦结代不匀。心电图示：①完全性右束支传导阻滞合并左前分支阻滞。②左心室肥大劳损。西医确诊为"冠心病"、"房颤"、慢性心衰。证系胸阳不振，心脉失养，兼脾虚湿阻。宜温阳化湿，理气活血法。处方：熟附片 10g（先煎），桂枝 4.5g，妙茅术 12g，云茯苓 12g，制半夏 9g，降香 6g，当归 9g，赤芍 12g，泽泻 15g，六糯 9g。7 剂。复诊：胸闷气急均减，尿多肿退，精神渐振，脉结代减少，苔薄白。湿邪得化，阳气渐伸，而心气骤难充复。仍以上法增入益气之品。处方：熟附片 12g（先煎），桂枝 6g，白术 9g，猪苓、茯苓各 15g，泽泻 15g，防己 15g，党参 12g，黄芪 20g，当归 12g，益母草 20g，炒枣仁 12g。7 剂。后以上方调治月余，诸恙渐平，心衰已得控制。（张菊生．温阳六法治"冠

心"——张伯臾学术经验谈之一. 上海中医药杂志，1985，（1）：1）

按： 阳气者，精则养神，柔则养筋。少阴阳气不足，上不能温心阳，故胸闷心悸而背寒；下不能温肾阳，而水气不化，故肢肿；水气抑脾气，遏胃阳，故纳呆便软。《金匮要略》所谓"病痰饮者当以温药和之"，"腰以下肿当利其小便"。故与真武汤温阳利水，更加利水、燥湿之品，以全其法，得到预期效果。

十、心包积液

心包积液是一种较常见的临床表现尤其是在超声心动图成为心血管疾病的常规检查方式之后，心包积液在患者中的检出率明显上升，可高达8.4%。大部分心包积液由于量少而不出现临床征象，少数患者则由于大量积液而以心包积液成为突出的临床表现。当心包积液持续数月以上时，便构成慢性心包积液。导致慢性心包积液的病因有多种，大多与可累及心包的疾病有关。

中医一般认为心包积液主要病机属于"心阳不振，水饮内停"所致，治疗以温阳逐饮，健脾化痰，活血通络等为主。

【临床应用】

邵氏[10]收治各类晚期肿瘤合并恶性心包积液16例，采用真武汤加味合心包内置导管引流及腔内化疗治疗，本组病例，完全缓解9例，占56.25%；部分缓解5例，占31.25%；无变化2例，占12.50%，总有效率87.50%，平均生存时间6个月。KPS评分评价：提高10分9例，提高20分5例，稳定2例。

【病案举例】

张某某，女，56岁，2001年9月8日初诊。半年前因患心包积液合并糖尿病在市县两级医院住院治疗，经治临床症状好转，但心包积液未完全消失。近7天来胸痛、胸闷、气喘、呼吸困难加剧，再次入院治疗。入院时查体：两肺呼吸音粗糙，心率106次/分，心音低，心尖搏动减弱，下肢浮肿，嘴唇紫绀。形寒肢冷，肢困，舌淡有齿痕。X线胸片提示心包积液，心脏多谱勒检查有大量心包积液，血糖14.8mmol/L。西医处理仅以营养心肌为主，主要用中药治疗。辨证为心肾阳虚，水气内停。治以温阳利水。真武汤加减：茯苓12g，白芍12g，白术25g，制附片7g，桂枝8g，车前子12g，瓜蒌皮12g，党参30g，生姜3片，葶苈子15g。水煎服，每日1剂。3天后胸痛、胸闷气喘、呼吸困难、下肢浮肿均好转，嘴唇青紫、心悸也基本消失。药症相符，守上方再进3剂，西药维持原方案。3天后临床症状基本消失，因家属要求出院，故带上方中药7剂继续服用。半月后复查X线胸片示心包积液消失。随访2年未见复发。（邓甫开．真武汤临床新用．江西中医药，2004，35（10）：262）

按：许多心血管疾病发展过程中都有心肾阳虚证候，临床只要辨证准确，大胆投以真武汤，并酌情加减，皆可获得良效。本例病案中胸痛、胸闷、气喘、呼吸困难，下肢浮肿，嘴唇紫绀。形寒肢冷，肢困，舌淡有齿痕。心阳不振，水气内停之象明显，故投以真武汤，更加桂枝温通心阳，助阳化气，车前子利水消肿，瓜蒌皮宽胸散结，葶苈子泻肺平喘，诸药合用，药中病机，获得满意效果。

参考文献

[1] 卢一飞．黄芪真武汤为主治疗肺心病21例．甘肃中医学院学报，1997，14（3）：30.

[2] 田津，彭代秋．真武汤辅助治疗慢性肺心病30例临床疗效观察．贵阳中医学院学报，2006，28（6）：22.

[3] 姜婕．真武汤为主治疗肺源性心脏病31例．河南中医，2006，26（9）：11.

[4] 廖阳初．真武汤加味治疗高血压39例．实用中医药杂志，2001，17（10）：27.

[5] 齐冬梅，王高力．真武汤加减治疗慢性心力衰竭36例．吉林中医药，1997，（6）：14.

[6] 李松柏，伍良知．真武汤加味治疗慢性心力衰竭56例临床观察．中国现代药物应用，2007，1（9）：45.

[7] 宋峻，王永标．真武汤加减治疗慢性心衰172例．四川中医，1999，17（6）：25.

[8] 王正红．真武汤治疗阳虚水泛型心力衰竭44例．南京中医药大学学报，1995，11（1）：13.

[9] 任艳芸，李艳霞．真武汤合用西药治疗扩张型心肌病疗效观察．辽宁中医杂志，2005，32（2）：139.

[10] 邵树巍．真武汤加味合心包腔内化疗治疗恶性心包积液16例疗效观察．浙江中医杂志，2006，41（6）：330.

第三节　消化系统疾病

一、肝硬化腹水

肝硬化是引起腹水的主要疾病，肝硬化患者一旦出现腹水，标志着硬化已进入失代偿期（中晚期）。出现腹水的早期，患者仅有轻微的腹胀，很容易误认为是消化不好，因此对慢性肝炎尤其是肝硬化患者如果近期感觉腹胀明显，腰围增大、体重增长、下肢浮肿，应该及时到医院检查。腹水形成的主要原因为：门静脉压力升高、白蛋白降低、肾脏有效循环血量减少、内分泌功能紊乱等。

肝硬化腹水属中医"鼓胀"、"癥瘕"范畴，多为情志所伤，酒食不节，劳力过度，黄疸失治，责在肝、脾、肾。

【临床研究】

张氏[1]运用真武汤合活血化瘀药治疗肝硬化腹水 87 例，在住院治疗的 87 例肝硬化腹水患者中，随机分为治疗组和对照组。治疗组用真武汤加活血化瘀药：炮附子 12g，茯苓 15g，芍药 15g，白术 12g，郁金 15，酒川芎 12g，红花 12g，丹参 15g，大枣 7 枚，生姜 15g。随症加减：血压高者加天麻、夏枯草、石决明；转氨酶升高者加炙鳖甲、山茱萸、五味子。上药加水 800ml，煎至 300ml，去渣，温服，日 1 剂，分 3 次于饭前服用。对照组在西医常规治疗的基础上，配合利尿药螺内脂 100mg，呋塞米 40mg，日 1 次，以每天体重减轻 0.5kg 为宜。每 2 日记录症状及体征 1 次，每周复查血、尿常规 1 次，10 天后行 B 超和血、尿常规复查。结果治疗组疗效明显优于对照组。

【病案举例】

王某，男，55 岁。1977 年 6 月 13 日初诊。腹胀，纳差，乏力 15 年。患者于 1962 年患黄疸型传染性肝炎。经中西医治疗后，肝功恢复正常，后常因劳累等时有反复，1977 年夏，感腹胀加重伴有腹泻、呕血，在某医院诊为肝硬化腹水，邀余诊治。现食欲不佳，不能平卧，尿少便稀，腹泻日夜二、三次，腹大，脐心突起，腹壁青筋暴露，叩有移动性浊音，面色晦滞，形体消瘦，下肢浮肿，按之如泥，舌质胖淡而紫，脉沉细而缓。证属脾肾阳虚，寒湿中阻。治以温肾健脾，化气行水，选用真武汤合参苓白术散化裁：党参 15g、黄芪 30g、炒白术 15g、茯苓 10g、炒扁豆 15g、炒山药 20g、莲子肉 15g、砂仁 6g、桂枝 6g、熟附片 15g、陈胡芦 15g、大腹皮 18g、炒内金 10g、车前子 15g、甘草 5g、生姜皮 10g、大枣 5 枚、玉米须 60g，水煎服，一日一剂，分 3 次服。

二诊：服上方 15 剂，腹胀大减，腹水明显消退，已能平卧，纳谷增进，大便溏亦减，

药已收效。但此病属顽疾，故谨宁病机，治宜温肾健脾，软坚利水。处方：黄芪 50g、党参 15g、炒白术 15g、茯苓 10g、当归 10g、炒白芍 10g、熟附片 18g、桂枝 6g、炒内金 10g、牡蛎 20g、炮山甲 6g、姜

枣为引，一日一剂，分3次服。

以上方为基础方，随证加减，时加服金匮肾气丸，治疗达2年之久，临床症状消失。后随访10年，一直未再复发，并能从事农田劳动。（孔宪章．肝硬化腹水．山东中医杂志，1988，7（6）：45）

按：本例患者患黄疸日久，一直未得到根治，肝病传脾，土壅克肾。肾阳虚衰，气化不利则尿少，不能温运四肢故肢冷。水湿下注故下肢浮肿甚。气停则水停，水停则血瘀，水瘀互结，故腹大坚满，甚则青筋暴露。故治疗以温阳利水，"益火之源，以消阴瑿"，选用真武汤温阳化气而消阴，益火生土而利水，继之以参苓白术散，则既能补肾阳，建脾气。在整个治疗过程中，黄芪生用，虽达到60克，并未出现中满之感，熟附片用到30克亦未出现毒副作用，可见药证相对，峻药大量亦无妨。

二、结肠炎

肠炎又称非特异性溃疡性结肠炎，起病多缓慢，病情轻重不一，腹泻是主要症状，排出脓血便、黏液血便或血便，常伴里急后重，有"腹痛→便意→排便→缓解"的特点。腹痛一般多为隐痛或绞痛，常位于左下腹或小腹。

中医认为结肠炎大多为湿热壅结、脾肾阳虚、气血两虚、气滞血瘀、饮食失调、劳累过度、精神因素而诱发。

【临床研究】

张氏[2]以真武汤加味治疗慢性结肠炎38例。基本方：附子10g~60g，茯苓30g，炒白术9g，炒白芍13g，党参15g~30g，黄芪15g~30g，干姜3g~9g，巴戟天10g，黄连10g，仙茅15g，淫羊霍15g，鹿角霜30g。可随症选加芡实、莲肉、石榴皮、米壳、车前子、焦山楂、白扁豆、陈皮、枳壳、佛手、半夏等，每日1剂，文火煎取药液约300ml，分3~6次温服。15天为1个疗程，一般用3个疗程，疗程间隔1周。总有效率78.95%。

【病案举例】

车某，男，46岁。患溃疡性结肠炎3年，经常反复发作，屡治不验。临床表现泻痢不止，晨起为甚，完谷杂下，腹痛肠鸣，四肢末冷，小便量少，舌淡、苔白，脉沉细缓。病久及肾，"肾中阳气不足，则命门火衰，……阴气盛极之时，则令人洞泄不止"。命火虚衰，水不生火，水寒湿邪泛溢下注，必致肠鸣腹泻不止。此症属中医"泄泻"范畴。以补火生土伐水，主司二便。处方：附片30g，干姜、白术、生姜、泽泻、木通、草豆蔻、藿香各30g，茯苓25g，水煎服。2剂便溏好转，续进13剂，大便成形，他症全无，临床治愈。（荣翔．真武汤治疗消化道疾病．陕西中医，1996，17（8）：369）

按： 脾喜润恶湿，脾虚运化乏力，水湿内蕴，久病及肾，相火不足，多成泄泻。肾阳日衰，阳虚日甚，故久治不愈。故以真武汤温阳利水，补命门火衰，更加泽泻、木通等利水渗湿之品，所谓利小便所以实大便，草豆蔻、藿香燥湿醒脾，诸药合用，获得良效。

三、腹泻

正常人一般每日排便一次，个别人每日排便2～3次或每2～3日一次，粪便的性状正常，每日排出粪便的平均重量为150～200g，含水分为60%～75%。腹泻是一种常见症状，是指排便次数明显超过平日习惯的频率，粪质稀薄，水分增加，每日排便量超过200g，或含未消化食物或脓血、黏液。腹泻常伴有排便急迫感、肛门不适、失禁等症状。腹泻分急性和慢性两类。急性腹泻发病急剧，病程在2～3周之内。慢性腹泻指病程在两个月以上或间歇期在2～4周内的复发性腹泻。中医对腹泻的认识不外乎内因、外邪、情志等几个方面。腹泻是由于各种原因导致脾胃的运化失司，肾阳温运障碍，小肠受盛和大肠的传导功能失常所致。

【病案举例】

1. 患者王某某，男性，75岁，主因腹泻30年，伴下肢浮肿，小便不利加重两周就医。患者主诉腹泻30年，日行十余次，大便溏薄，伴面色青黄，精神萎靡，形寒、四肢不温，腰膝冷痛，下肢浮肿（＋＋），舌胖质淡，脉沉弦而虚，一派阴寒水盛之征，其病机分析属脾肾阳虚，水气为患，脾虚运化无权，水湿内停，泛溢肌肤为肿，水湿浸淫，留恋不去，致正气日衰，加之患者年迈，肾阳不足，命门火衰，不能生土，致正气日衰，脾肾日虚，失其温煦气化，出入升降失调，遂致水液调节失常，水湿留聚或泛益而见下肢浮肿，脾主运化，升清降浊，化生水谷精微，脾虚则运化无权，故见下利清谷，大便溏薄，患者泄泻数年，延误失治，脾肾俱虚，气化失常，致气机不利，出入失调，本患者辨证分析系脾肾阳虚，水气不化，以真武汤施治，以健脾补肾温阳利水而收功。

处方：真武汤加味。附子6g，茯苓15g，白术15g，生姜3片，芍药15g，山药20g，连服3剂后，小便量增多，下肢浮肿减轻，惟大便溏薄，日行7～8次，守法守方，仅于上方加草果10g，木香8g以健脾

内科疾病

理气，服用 3 剂。三诊：述水肿日益消退，大便次数减少日行 3～4 次，形寒肢冷，腰膝冷痛，上方加仙茅 10g，仙灵脾 10g，连服 6 付。结果：水肿大减，小便自利、腰膝冷痛减轻，四肢温，大便每日 1～2 次，食纳佳，诸症明显减轻。（郭晓林．真武汤加味治疗泄泻 1 例．河北中西医结合杂志，1995，4（4）：138）

按：水之制在脾，水之行在肾，肾为胃之关，关门不利，责聚水而从其类也，故病水。腹泻，水肿，皆水之象，故以附子温脾肾之火，茯苓淡渗利湿，白术健脾燥湿，生姜助附子温阳，佐茯苓利水，芍药养阴兼能利水，山药滋肾健脾，诸药合用，温中有散，利中有化。后加草果、木香，健脾利湿，行气利水，气行则水行，诸证自消。

2. 王某某，男，20 岁，农民，1978 年 8 月 1 日诊。时值暑令，患者恣食生冷瓜果，贪凉露卧。突然腹痛，大便泄泻如水样，畏寒肢厥，冷汗出，舌质淡，苔白腻，脉沉无力。检查：急性病容，心肺正常，肠鸣音亢进，腹部有轻度压痛。便检：白细胞少许。大便培养沙门氏菌生长。西医诊断为急性肠炎。中医辨证：拟为阳虚寒湿之下利。用真武汤加减：淡附片（先煎）20g，炒白术、炮姜、茅术、厚朴、煨木香各 10g，茯苓 15g。服 3 剂后，腹痛止，泄泻除，诸恙均减。继用香砂六君汤 5 剂。症状消失，大便培养阴性。（沈敏南．真武汤的临床应用．福建中医药，1985，（5）：17）

按：《内经》曰："湿胜则泄。"此例过食生冷又露宿感寒，以致寒湿内侵，脾肾阳虚而成下利病。芍药酸寒有伤阳之弊，故去之；生姜易炮姜，加厚朴、茅术加强祛湿温中之功，合煨木香理气止痛实便，全方共奏温阳祛寒，燥湿止泻之功。

四、肠痈

肠痈是指热毒热结于肠府，以急性腹痛为主要表现的病证。《内经》中称为大肠痈，汉《金匮要略》制订了肠痈辨证论治的基本法则。肠痈可包括今之急慢性阑尾炎、阑尾周围脓肿等。是外科急腹症常见的一种疾病。本病的发生是与阑尾解剖特点、阑尾腔梗阻和细菌感染有关。临床以右下腹固定压痛、肌紧张、反跳痛为特征。

【病案举例】

曹某，女，35 岁，1997 年 4 月初诊。3 年来右下腹隐痛反复发作，自服抗炎药症状缓解，近 10 天来腹痛阵作，服诺氟沙星、复方磺胺甲噁唑等效果不显。腹部冷痛，右下腹为甚，得温痛减，面色淡白，神疲乏力，纳食不馨，口淡泛恶，小腹濡软，麦氏点压痛明显，反跳痛呈弱阳性，苔白滑，脉沉紧。诊为慢性肠痈。证属肾阳不足，寒湿瘀滞。治拟温阳散寒，化湿通络。处方：制附子（先煎）、白术、赤芍各15g，茯苓、丹参各20g，泽泻、枳壳、桂枝、干姜各10g，半夏12g，红藤30g。水煎，日1剂，分早晚2次服用。服5剂后，腹痛明显减轻，呕恶已止，麦氏点略有压痛。守前方加减续进5剂而告愈。随访半年未再复发。（孙丽群，朱玲．真武汤临床应用体会．实用中医药杂志，2002，18（8）：36）

按：本例由肾阳不足，寒湿不化，客于阑门，血腐肉溃发为肠痈。故取真武汤化裁温阳散寒，丹参、红藤化瘀通络，泽泻利水消肿，枳壳行气散结，诸药合用，则脉络通，肠痈自愈。

五、便秘

便秘是指大便干燥或干硬不正常，排泄困难的症状。中医认为，便秘主要由燥热内结、气机郁滞、津液不足和脾肾虚寒所引起。从西医学角度来看，它不是一种具体的疾病，而是多种疾病的一个症状。便秘在程度上有轻有重，在时间上可以是暂时的，也可以是长久的。由于引起便秘的原因很多，也很复杂，因此，一旦发生便秘，尤其是比较严重的、持续时间较长的便秘，这样的患者应及时到医院检查，查找引起便秘的原因，以免延误原发病的诊治，并能及时、正确、有效地解决便秘的痛苦，切勿滥用泻药。

【病案举例】

李某，女，51岁，2001年2月25日初诊。患者近2年来，常觉大便窘困肛门，临厕努挣至汗出而不能排便，或排出少许，经有关检查均无异常，多方医治效不佳。诊见：形体肥胖，面色淡白，神疲乏力，腰酸膝软，气短，易汗出，头昏心悸，四肢不温，口干喜热饮，舌体胖大、质淡；脉沉迟无力。证属肾阳不足，肠失温煦。治宜温通寒凝以开闭结，以真武汤加味。处方：附子（先煎）、白术、白芍、茯苓、党参、黄芪各30g，干姜15g，桔梗10g。5剂，每天1剂，水煎服。药后大便渐爽快，每天1次，神疲乏力、腰膝酸软减轻，头昏心悸好转。续服5剂，大便通畅，诸症除。随访1年半大便正常。（周克昌，周学民．真武汤新用．新中医，2003，35（2）：67）

按：便秘多数热胜伤津，或无水行舟所致，然亦有阳虚推动乏力者。本例属脾肾阳虚，不能蒸气化津，津气不布，大肠传导功能失常致推动无力。方中重用大辛大热之附子补命门真火；白术、干姜温脾胃之阳；党参、黄芪补益元气；白芍养阴；桔梗载诸药上升有提壶揭盖之功。药证相符，故获效颇佳。

参考文献

［1］张艳. 真武汤配合活血化瘀药治疗肝硬化腹水 87 例. 国医论坛，2005，20（2）：9.

［2］张俊中. 真武汤加味治疗慢性结肠炎 38 例. 中国中医药信息杂志，1999，6（12）：59.

第四节　泌尿系统疾病

一、慢性肾小球肾炎

慢性肾小球肾炎，简称为慢性肾炎，系指各种病因引起的不同病理类型的双侧肾小球弥漫性或局灶性炎症改变，临床起病隐匿，病程冗长，病情多发展缓慢的一组原发性肾小球疾病的总称。慢性肾炎是病因多样，病理形态不同，而临床表现相似的一组肾小球疾病，它们共同的表现是水肿、高血压和尿异常改变。

本病属中医"水肿"、"血尿"、"虚劳"范畴。由于病程迁延，临床上多呈虚实夹杂、正虚邪实的局面，病位主要在肾，但同时也波及多个脏腑。

【临床应用】

周氏[1]运用真武汤加味治疗脾肾阳虚型慢性肾小球肾炎 41 例，药用：制附子 8g（先煎），白术 15g，茯苓 15g，白芍 9g，炙甘草 6g，黄芪 20g，丹参 15g，益母草 20g。恶心呕吐者加姜半夏 15g，浮肿较重者加车前子 12g。每日 1 付，水煎分 2 次服。血压高者配合西药降压，浮肿较重者配合西药利尿，合并上呼吸道感染等予对症处理。全部患者予低盐、高质低量蛋白饮食。疗程为 6 个月。治疗前后及治疗期间定期查尿常规、血常规、24 小时尿蛋白定量、肝肾功能、电解质等。本组 41 例患者，完全缓解 8 例（19.51%），基本缓解 12 例（29.27%），好转 10 例（24.39%），无效 11 例（26.83%），总有效率 73.17%。

【病案举例】

1. 患者男性，27 岁，因浮肿反复发作 1 年，于 1995 年 10 月入本院内科，诊断为慢性肾病型肾炎伴肾功能不全，经用泼尼松等多种西药治疗 5 个月，尿蛋白长期不降，于 1996 年 3 月 30 日转入中医科。实验室检查：尿蛋白（＋＋＋～＋＋＋＋），尿素氮 4.36mmol/L，二氧化碳结合力 18.36mmol/L，血清白蛋白 32.0g/L，球蛋白 14.7g/L，现症：面呈满月状，形体虚肿，少气乏力，腰痛足冷，溲赤痛涩并见，舌淡胖，苔薄白，脉沉细数。此属脾肾阳虚，阴亦不足，拟温阳益气，兼顾补阴、降浊、通淋。予真武汤加减。处方：附子 15g（先煎）、黄芪60g、白术 30g、党参 30g、肉桂 6g、干姜 10g、巴戟 15g、仙茅 13g、益母草 30g、萹蓄 15g、猪苓 30g、茯苓 30g、泽泻 15g、甘草 6g、大黄 6g、木香 6g，配合六味地黄丸，复方丹参片，泼尼松 15mg/d 原量维持，中药治疗 13 日后开始撤减泼尼松，增温阳补肾药，附子渐增至 30g，加仙灵脾 15g。治疗 16 日后停激素，此时尿蛋白（＋＋＋），溲赤涩痛已除，去降浊通淋药，继续温阳益阴，活血化瘀。方用附子 30g（先煎）、黄芪 60g、党参 30g、肉桂 6g、山药 30g、仙灵脾 15g、巴戟 30g、肉苁蓉 20g、当归 15g、赤芍 30g、茯苓 30g、甘草 10g、熟地 15g、丹参 30g、土鳖虫 10g。上方随症加减，尿中有红细胞时加小蓟 30g，尿素氮上升时加大黄 15～30g，配口服利尿药。经 7 个月治疗，蛋白尿（±～＋），尿素氮 3.44mmol/L，二氧化碳结含力 21.13mmol/L，血清白蛋白43.0g/L，球蛋白 21.3g/L，出院后患者尿蛋白逐渐转阴，恢复正常工作，随访 1 年，疗效巩固再未复发。（赵晓钟，高顺平，孙燕红．真武汤加减治疗慢性肾炎肾病 1 例．包头医学院学报，1999，15（2）：63）

按：本病早期诊断为水肿，属虚损症。蛋白尿（＋＋＋～＋＋＋＋）提示漏出蛋白精微丢失，且腰酸、乏力等症贯穿其全过程，证属虚损无疑。后期浮肿消退后，蛋白尿长期存在，主要以虚劳辨证为宜。治则主要以真武汤温阳益气，高度浮肿时，急治其标，但不可疏于扶正，故于温阳益气中酌加渗利行气，单纯攻逐利水难以获效。方中以附子、肉桂、干姜、仙茅、仙灵脾、肉苁蓉、巴戟以温补脾肾，以党参、黄芪、萹蓄、猪苓、茯苓、泽泻降浊通淋，以当归、赤芍、丹参、土鳖虫、熟地活血化瘀益阳，以木香理气，以甘草调和诸药。诸药合用，终获良效。

2. 朱某某，女，49 岁。1980 年 3 月 22 日诊。患"慢性肾炎"已 6 年，虽经多方治疗，仍常反复发作。近 1 月来，下肢浮肿，小便量少，头晕心悸，时欲呕恶，不思饮食，腰酸肢冷，大便不实。舌淡苔白，边有齿痕，脉沉细滑。投真武汤加味，温阳利水为治。处方：淡附片、白芍各 12g，茯苓、炒白术各 15g，桂枝、益母草各 10g，党参 18g，炙甘草 6g，生姜 5 片。连服 25 剂，浮肿消退，诸症消除。随访年余，肾功能复查在正常范围。（徐一立，徐文．真武汤治疗慢性肾炎及眩晕．四川中医，1986，（10）：43）

按：《伤寒论》316 条："少阴病，二三日不已，至四五日，腹痛，小便不利，四肢沉重疼痛，自下利者，此为有水气。其人或咳，或小便利，或下利，或呕者，真武汤主之。"本病例下肢浮肿，小便量少，头晕心悸，时欲呕恶，不思饮食，腰酸肢冷，大便不实与仲景原文主证与病机皆相符，方证对应，用之故效。方中附子、生姜温阳，桂枝通阳，白术、人参、甘草健脾益气以运水，白芍、益母草养阴兼有利水作用，连服 25 剂症状消失。

二、肾病综合征

肾病综合征不是一独立性疾病，而是肾小球疾病中的一组临床症候群。典型表现为大量蛋白尿（每日 >3.5g/1.73m^2 体表面积）、低白蛋白血症（血浆白蛋白 <30g/L）、水肿伴或不伴有高脂血症诊断标准应为大量蛋白尿和低蛋白血症。

肾病综合征在中医学中多属"水肿"、"虚痨"、"腰痛"等范畴。认为水肿、蛋白尿等症为水谷精微输布失调之故，而肺、脾、肾是水谷精微输布过程中的主要脏器，其标在肺，其制在脾，其本在肾。肺主气，为水之上源，故有通调水道，散布精微的功能，如外邪侵袭，风水相搏，肺气壅滞，失去宣肃功能，则可导致水肿；脾为生化之源，主运化水谷，转输精微，上归于肺，利水生合，若脾不健运，水谷不归正化，水湿内停，泛滥肌肤；肾为水脏，司开合主二便，如肾气不足，则开合不利，水液代谢障碍，便可出现小便异常和水肿。若脾气下陷，肾气不周，升运封藏失职，则水谷精微随尿外泄。水肿消退后，尚可见脾肾阳虚，阴阳两虚，阴虚阳亢等证。若水病及血，久病入络，则又可见瘀血阻滞之证。

【临床应用】

戴氏[2]运用真武汤加减：茯苓、制附子、生姜各 10g，白术 6g。气虚甚加党参 30g，黄芪 15g；呕恶甚加姜制法夏 6g；尿少加大腹皮、陈皮、益母草、丹参各 10g；严重尿少重用附子、生姜并加二丑。随年龄大小增减剂量。取得较好效果。唐氏[3]以本方加减治疗肾病综合征 21例。基本方：附子 10g，茯苓 15g，白术 10g，黄芪 20g，白芍 10g，白参 10g，地肤子、白茅根 30g，益母草 15g，生姜 10g。临证加减：四肢厥冷者用附子至 15g；呕吐较剧者加法夏 10g；尿量极少者加二丑 10g；尿中白细胞（＋＋）以上者加败酱草 30g。每日 1 剂，水煎分 2 次温服。饮食调理：初宜薏苡仁粥，后进大豆鲫鱼汤（低盐）。疗效满意。

【病案举例】

柴某某，女，29岁，1997年5月26日就诊。患慢性肾小球肾炎1年余，近4个月来全身浮肿、腹水。曾经中西药治疗，病情有增无减。尿常规检查：蛋白（＋＋＋＋），管型1~3个，白细胞2~4个，红细胞1~2个。血清蛋白55g/L、球蛋白35g/L。西医诊断为肾病综合征。四诊见面色灰暗无华，神倦体寒，虽已至初夏，仍身着棉毛衣，纳呆，口渴而不欲饮，大便尚可，小便稀少，手足欠温，全身凹陷性浮肿，舌质娇红，舌苔黑润，脉浮而无根。辨证论治：此乃肾阳衰微、气化失职、不能制水之水寒泛溢证。舌质娇红、脉浮无根，提示阴盛阳浮，症属危重。拟重剂真武汤温肾助阳以消阴翳。投以下方3剂：炮附子45g（先煎50分钟），白术24g，茯苓24g，茯苓皮12g，党参60g，肉桂6g，白芍30g，生姜30g，炙甘草24g。

5月30日二诊：药后尿量渐增，脉不浮反沉，苔色转白，浮肿消退明显。上方减附子至30g，党参至30g，续服5剂。

6月5日三诊：腹水、水肿全部消失，精神转佳，体力恢复，舌淡苔白，脉沉细。尿常规连续3次检查均为正常。以金匮肾气丸30粒、每日早晚各1粒收功。（葛琦．经方治验三则．中国医药学报，1998，13（3）：77）

按：仲景之真武汤，乃温肾利水之有效方剂。本例病案妙在重用参、附，附子可用至60g先煎30~50分钟以减其毒性。参、附应由大剂量开始，待虚焰渐收而逐渐减量。这正体现了《内经》所谓："有故无殒亦无殒也"。

三、慢性肾功能衰竭

慢性肾功能衰竭简称慢性肾衰，由于肾单位受到破坏而减少，致使肾脏排泄调节功能和内分泌代谢功能严重受损而造成水与电解质、酸碱平衡紊乱出现一系列症状、体征和并发症。由于肾功能损害是一个较长的发展过程，不同阶段有其不同的程度和特点，一般应按肾功能水平分成几期。肾功能代偿期：肾功能单位受损未达到总数1/2时，不产生血尿素氮和肌酐升高、体内代谢平衡，不出现症状，血肌酐（Scr）在133~177μmol/L（2mg/dl）。肾功能不全期：肾功能水平降至50%以下，Scr水平上升至177μmol/L（2mg/dl）以上，血尿素氮（BUN）水平升高>7.0mmol/L（20mg/dl），患者有乏力，食欲不振，夜尿多，轻度贫血等症状。肾功能衰竭期：当内生肌酐清除率（Ccr）下降到25ml/min以下，BUN水平高于17.9~21.4mmol/L（50~60mg/dl），Scr

升至 442μmol/L（5mg/dl）以上，患者出现贫血，血磷水平上升，血钙下降，代谢性酸中毒，水、电解质紊乱等。尿毒症终末期：Ccr 在 10ml/min 以下，Scr 升至 707μmol/L 以上，酸中毒明显，出现各系统症状，以至昏迷。

中医认为其病机多以脾肾虚衰为本，湿浊内蕴、邪毒留滞为标，治疗上应标本兼顾，健脾温肾治其本，通腑泄浊、利水治其标；如单用温补脾肾药物，则患者虚不受补，可加剧氮质血症，甚至诱发尿毒症；而单纯强调通腑泄浊、利水，虽可使氮质血症减轻，但不利于肾功能恢复，甚至降低。

【临床应用】

罗氏[4] 用真武汤合黄连温胆汤以温阳补肾、化痰泄浊方法治疗慢性肾炎肾功能不全 32 例，采用秩和检验分析等级资料随机分为治疗组、对照组，从治疗前后肾功能、二氧化碳结合力、血红蛋白、中医症状等变化比较，了解真武汤合黄连温胆汤对慢性肾衰竭的疗效。结果：治疗两个疗程后，两组患者均较治疗前有明显改善（$P < 0.05$），而治疗后组间比较则治疗组明显优于对照组（$P < 0.05$）。结论：真武汤合黄连温胆汤治疗慢性肾衰竭疗效满意。王氏等[5] 用真武汤加减（炙附子、茯苓、白术、黄芪、菟丝子、丹参、生地、熟大黄等）口服，大黄牡蛎汤保留灌肠治疗本病 108 例。结果：总有效率 83.3%。提示：该方法能提高机体免疫力，促进肾功能改善，提高血红蛋白水平；排泄毒素，降低血肌酐和尿素氮的功效。

【病案举例】

1. 王某某，男，47 岁。1985 年 7 月 26 日入院。患者于 8 年前因感受风寒，出现周身乏力，腰酸痛，面目及双下肢浮肿，经本地医院检查尿常规：蛋白（＋＋＋＋），白细胞（0~2），红细胞（0~1）。曾多次住院治疗，病情时轻时重。近年来伴头晕目眩，呕恶，大便溏薄，日解 4~9 次。某院诊断为慢性肾炎肾功能不全。刻诊：食欲不振，脘腹胀满，小便频数，大便稀溏，日解 4~8 次。血压 220/110mmHg。患者精神萎靡，面色㿠白，颜面眼睑轻度浮肿，午后尤甚，肾区轻度叩击痛，舌淡胖大，苔白腻，脉濡细。小便常规：蛋白（＋＋），颗粒管型（2~4 个）。血常规：血红蛋白 50g/L，肌酐 636.5umol/L，尿素氮 7.6mmol/L，胆固醇 4.1mmol/L，甘油三脂 0.9mmol/L。西医诊断：慢性肾炎，慢性肾功能不全，肾性高血压，继发性贫血。中医诊断：关格，属脾肾阳衰，浊阻中焦，治法：温肾散寒，健脾利水，和中降浊。方用真武汤加味：白芍、茯苓、白术、制附片（先煎）、补骨脂，杜仲、牛膝、木瓜各10g，生姜、蝉蜕、炙甘草各6g，薏苡仁、坤草各30g。另加参苓白术丸，阿胶10g（冲服），日1次。治疗51天后，上述症状缓解，查血红蛋白120g/L，红细胞4.2×10^{12}/L，尿常规：蛋白（＋）。尿素氮3.5mmol/L，肌酐212μmol/L，血压160/100mmHg。好转出院。（许公平．真武汤加味治疗慢性肾功衰．四川中医，1990，8（7）：98）

按：慢性肾功能衰竭多属脾肾阳虚，水气内停，阻滞中焦，肺、脾、肾三脏气机不运，水气横溢。水为阴邪，其本在肾，其制在脾，故以真武汤温阳化气，利水消肿，更合补骨脂、杜仲等补肾之品培其根，薏苡仁、坤草渗其湿，阿胶养血，参苓白术散健脾利湿，诸药合用，获得良好疗效。

2. 田某，男，35岁，工人，1986年7月13日就诊。自诉有慢性肾炎病史6年余，1周前因劳累、感冒而使病情加重，县医院治疗效果不佳。刻下症：小便量少、色重、呈浓茶样，全身水肿、指压凹陷不起，伴胸闷气短，恶心欲呕，不思饮食，面色灰白不华，神色萎顿，语声低怯，舌暗淡苔白，脉沉细而弦。双肺可听到弥漫性啰音，血红蛋白89g/L，BUN 917mmol/24h，SCr 104mmol/24h，尿蛋白（＋＋＋），潜血（＋＋），诊断为慢性肾炎，肾功能不全，中医诊断为阳虚水肿。乃阳气虚衰，气化不行，水不化气，聚湿成浊，湿浊上犯而诸症咸作。治宜温阳化气，行水化浊，用真武汤合苓桂术甘汤化裁：附子10g，茯苓30g，桂枝15g，麻黄10g，白术10g，泽泻30g，猪苓30g，益母草30g，生姜15g。每日1剂水煎服。连服6付，小便量每天2000ml左右，水肿渐消，胸闷心悸、恶心呕吐等症状消失，纳食增加，面色渐润；继续调治2月，服药60余付，复查BUN，SCr均正常范围，血红蛋白108g/L，基本康复。（张俊中．慢性肾衰临床辨治体会．河南中医，1999，19（6）：61）

按：慢性肾功能衰竭临床症状复杂多变，病理机制十分复杂，临证时需谨慎辨别。且本病多病情迁延，长期不愈，一旦遇劳或外感即可诱发。本患者小便量少，全身水肿，伴胸闷气短，恶心欲呕，不思饮食，面色灰白不华，神色萎顿，语声低怯，舌暗淡苔白，脉沉细而弦。皆一派阳虚水停之象，故与真武汤且合其病理机转而获效。

四、肾囊肿

多囊肾是遗传性疾病。患者早期肾脏大小正常，后期则增大，并出现形态异常。囊肿呈球形，大小不一。初起时肾内可仅有少数囊肿，随病程进展而渐增多，最终令肾均由囊肿所占，肾脏可达足球大小。在光镜下，囊肿间尚可见到完整肾结构，从正常表现到肾小球硬化，小管萎缩、间质纤维化等不等，这些改变均为囊肿压迫所致肾缺血所为。在电镜下，囊肿上皮细胞显示为二种形态：一种与近端小管上皮细胞相似，另一种则类似于远端小管。囊液一般较清晰，当出现囊内感染或出血时则可为脓性或血性。

本病临床表现主要有：①泌尿系表现：大多数患者在 40 岁左右才出现症状。腰背部或上腹部胀痛、钝痛或肾绞痛，血尿，上尿路感染，合并肾结石，头痛、恶心呕吐、软弱、体重下降等慢性肾功能衰竭症状。②心血管系统表现：高血压，有时为首发症状。可伴发左心室肥大、二尖瓣脱垂、主动脉瓣闭锁不全、颅内动脉瘤等疾病。③消化系统表现：30% ~40% 患者伴肝囊肿，10% 患者有胰腺囊肿，5% 左右有脾囊肿。

中医典籍并无"多囊肾"，临床按腰痛辨证治疗，多可收到满意疗效。

【病案举例】

张某，男，44 岁，农民，1993 年 11 月 26 日初诊。患者自秋收劳累后，出现右侧腰部胀痛，经当地多方治疗，腰痛日剧，于 10 月 20 日住某医院治疗。B 超检查示：右肾有多个液性暗区，最大为 1.7cm × 1.6cm。乃确诊为右肾囊肿，即劝其手术治疗。因患者惧怕手术，遂采用保守疗法，控制感染。住院 10 余日，病情缓解而出院。数日后胀痛复作，方由家人护送来校求诊。

刻诊：患者面色㿠白微浮，呈痛苦面容，腰部微屈略肿，胀痛重坠，扣之不温，重按痛甚，行走则胀痛加剧，并出现心悸、气短、喘促，需坐卧片刻方得缓解，头目晕眩，足跗浮肿，按之没指，畏寒肢冷，脘腹作胀，纳谷呆滞，小便短少，尿色淡黄，大便稀溏，舌淡胖大，中有裂纹，苔薄白而腻，脉濡缓，重按无力。素频感冒。

据症分析，当属脾肾阳虚，寒水积聚，经脉受阻，气血运行不利所致。治当温阳散寒，利水化积。方用肾着汤合真武汤化裁治之。处方：茯苓 30g，干姜 15g，白术 30g，附片（先煎）15g，白芍 12g，独活 15g，狗脊 15g，白芥子 12g，橘核 12g，乌药 12g，炙甘草 6g。日 1 剂，水煎，饭前半小时温服。

12 月 8 日二诊：连进 4 剂，小便增多，腰部胀坠疼痛大减，足肿亦消，可下床缓步行走，纳谷有增，心悸、短气均有好转，惟易于感冒，感冒后右腰胀痛加重，大便仍溏，脉沉缓稍觉有力。前方去独活、白芍，加黄芪 15g，防风 10g，薏苡仁 30g，牛膝 10g。再进 4 剂，用法同前。

12 月 19 日三诊：感冒次数减少，腰痛止，胀未祛，稍久行立，即胀坠微痛，食眠较好，精神转佳，舌淡，胖大有减，苔薄黄腻，脉沉缓。效不更方，二诊方去橘核、乌药，4 剂；另加金匮肾气丸，每次 3g 兑服。此后随症略事加减，至 1994 年 2 月 15 日，共服药 30 余剂，腰痛、胀坠全除，纳谷如常，精神振作，并能干轻微农活。同年 3 月 21 日某医院 B 超复查：双肾大小形态正常，右肾实质探及 0.6cm×0.5cm 液性暗影，形态规则，边界清晰。为防其复发，嘱继续早晚服金匮肾气丸。1997 年夏遇患者，见其身体健康，面色红润，云病自愈后未再复发，并能参加各种劳动。（唐伟华. 经方合用治疗多囊肾 1 例. 国医论坛，1998，13（2）：11）

按：本例多囊肾实属脾肾阳虚，水湿内停之腰痛。夫水饮积肾日久，经气被阻，气血不通，则腰痛重坠。肾阳一亏，脾阳随馁，不但纳呆便溏，且水失其制而泛滥四溢，凌心则悸则慌，射肺则喘促气短，泛溢肌肤则胀则肿。故治从脾肾。用肾着汤散寒祛湿，真武汤温阳利水，加白芥子消痰化膜以利囊内水饮之外渗，独活、狗脊祛风化湿，乌药理三焦之气而开郁止痛，橘核《日华子》谓其"治腰痛"、"肾痛"，《医林纂要》称之能"润肾、坚肾"，二药合于方中调畅气机，盖气行则水湿亦易利也。因其频频感冒，故二诊时又合玉屏风散以益气固表，防其感冒以利对主病之治疗。三诊时加服肾气丸，意在缓补肾气，以培其本。稗肾气生则土自旺，故坚持服用终获良效。

五、癃闭

癃闭是以小便量少，点滴而出，甚则闭塞不通为主证的一种疾患。病情轻者涓滴不利为癃，重者点滴皆无称为闭。其中以小便闭塞，点滴不通最为急重。早在帛书《阴阳十一脉灸经》中就提到了癃闭证，灵枢·本输》称为闭癃。东汉时期的《金匮要略》记载，刺泻劳宫及关元，可治疗妇人伤胎之"小便不利"。至晋代，《脉经》采用针泻横骨、关元的方法治疗"小便难"；《针灸甲乙经》有 44 个穴位的主治涉及本证。宋代的《医心方》记录了用熨法、灸关元、敷脐疗法治疗本证的经验。元代的《世医得效方》收载了治疗本证的各种民间验方，如熨法、掩脐法、涂脐法、火灸法等。明清时期的《神应经》、《医学纲目》、《东医宝鉴》、《针灸大成》、《类经图翼》、《针灸集成》等汇总了诸家的经验和成方。经查找，在我国古代医藉中，治疗本证共涉及文献有 264 条之多。

西医学中，各种原因引起的尿潴留，均可归属于此证范畴。

本证病位虽在膀胱，但癃闭的发生多与肺脾肾三脏有关。因人体小便通畅，有赖三焦气化正常，而气化功能则依靠此三脏，特别是肾。故癃闭的病因病机，在上焦多为肺热气壅，肺失肃降，水道通调不利，不能下输膀胱；在中焦常因脾胃受损，脾气不升，浊阴难以下降，影响膀胱气化；在下焦，或因湿热蕴结，膀胱排泄闭阻，或因命火衰弱，膀胱气化失司。

【病案举例】

患者，男，73 岁，工人，因小便 5 天未解于 1986 年 11 月 12 日住院。发病后，曾经某医院导尿等处理未效。刻诊神疲乏力，鼻塞流涕，畏寒肢冷，口干无汗，少腹胀满，体温、血压正常，口周满布疱疹。心肺正常，腹部柔软未及包块。尿蛋白（±），颗粒管型少，白细胞（+），红细胞（++）；脉沉，舌淡，苔薄白，证系表寒未尽入里，膀胱气化不利。治当温阳化气行水，药予茯苓、白术、生姜（切）各 9g，附子 6g，芍药、泽泻、肉桂各 10g，细辛、甘草各 3g，2 剂。药后口周疱疹及少腹胀悉减，余症同前，原方去细辛，加木通 10g，2 剂，并拔除导尿管，此后尿常规（－），脉较前有力，惟小便虽能自解，但欠通畅，前方既效，毋庸更张，再予原方 7 剂。11 月 23 日全愈出院，随访至今未见复发。（王宗殿，窦伦平，朱传秀，等．真武汤临床应用举隅．医学文选，1995，16（3）：223）

按：本例素体肾阳式微，复感外寒，乘虚入里，以致膀胱气化无力，小便点滴不通，方用真武汤实以治本，更加加细辛以祛寒，通三焦；复加肉桂、泽泻，温肾淡渗，复诊因外寒已解，故去细辛；而小便通而不畅，故更加木通通其下窍。药证相吻，所以获得了预期效果。

六、泌尿系统结石

泌尿系统结石是指发生于泌尿系统的结石。又称尿石症。包括肾、输尿管、膀胱和尿道的结石。尿石在泌尿系统管腔内可以刺激黏膜引起肌肉痉挛，肾输尿管结石引起肾绞痛，膀胱部位结石在排尿时剧烈疼痛。结石堵塞管道，不仅可使疼痛加剧，且可影响尿液排出，引起肾输尿管积水，甚至肾功能不全。肾输尿管结石常表现为发作性肾绞痛，伴恶心呕吐，疼痛向下腹部、大腿内侧放射，肾区有叩击痛。膀胱结石可有排尿时尿线中断，并觉尿道剧痛。尿石症在疼痛发作时均伴血尿，一般血量不多或仅有镜下血尿。双侧肾输尿管结石可能引起无尿，长期梗阻可导致尿毒症。

本病中医称为石淋，又称砂淋、沙石淋。多因下焦积热，煎熬水液所致。《诸病源候论·石淋候》:"石淋者，淋而出石也。肾主水，水结则化为石，故肾客砂石。肾虚为热所乘，热则成淋。其病之状，大便则茎里痛，尿不能卒出，痛引少腹，膀胱里急，沙石从小便道出，甚者塞痛合闷绝。"治宜清里积热，涤其砂石。可选用神效琥珀散、二神散、石韦散、独圣散等方，及金钱草、鸡内金、海金沙、石首鱼脑骨等药。

【临床应用】

赵氏[6]运用真武汤加味治疗泌尿系统结石209例，方药:制附子12~20g，白术9g，白芍30g，猪苓30g，甘草10g，金钱草40g，海金沙30g，瞿麦18g，三棱15g，莪术15g，枳壳9g，生姜6g。加减:伴呕吐者加陈皮、半夏;伴腹痛者加延胡索;伴腹胀者加大腹皮;伴泌尿系感染者加败酱草、鱼腥草、白茅根。笔者治疗209例，经服药后，结石全部排出者达190例(90.91%)。

张氏[7]以真武汤加金钱草、鸡内金、石韦治疗肾结石18例，取得较好效果。

【病案举例】

1. 蒋某，男，33岁，司机，1995年12月26日诊。患者反复出现左侧腰腹部疼痛2年余，加重5天，经泌尿外科检查诊断为左侧输尿管结石。本人不愿手术而更服中药治疗。证见:左侧腰腹部阵发性绞榨样疼痛，痛引少腹，窘迫难忍;面色白，轻度浮肿;畏寒肢冷，小便滴沥不畅，大便稀溏;舌质淡胖，苔白滑;脉沉细无力。腹部平片示:左侧输尿管下段有约0.6cm×0.5cm致密阴影。B超检查诊断意见:左侧输尿管下段结石，左肾盂积水。辨证为肾阳不足，寒水凝结之石淋。治以温肾壮阳，排石止痛。方用真武汤加味:制附子15g，白术15g，生姜12g，茯苓30g，白芍30g，石韦30g，金钱草30g。水煎服，日服1剂。进服2剂，疼痛缓解。继服此方治疗1周，排出结石1枚。经X线摄片复查结石阴影消失。(唐茂清.真武汤临床运用举隅.北京中医，1999，(1):55)

按:《诸病源候论·淋病诸候》:"石淋者，淋而出石也。肾主水，水结则化为石。"肾阳不足，气化失司，制水无权，水液不能温化，寒水相凝，故聚结成石。方中制附子、生姜温肾阳，散水气;白术固本制水，茯苓淡渗利水，白术配茯苓，乃制水中有利水之用;白芍缓急止痛兼利小便;石韦、金钱草通淋排石。诸药合用，使肾阳得温，寒凝则散，尿路畅通，石淋乃愈。

2. 柯某，男，49 岁。因反复腰痛 10 月，颜面眼睑浮肿 1 月而就诊。曾经腹部平片和 B 超检查诊断为双肾结石，左肾盂扩张。伴胃冷，纳呆，恶心呕吐，尿频数而短少。查体：血压 150/100mmHg，双侧腰部叩击痛明显。血尿素氮 15.8mmol/L，肌酐 365.7μmol/L。B 超检查：双肾多发结石，左肾缩小，右肾盂扩张。舌质紫暗，苔白厚腻，脉沉弱。用真武汤加减：熟附片、桂枝、生姜各 8g，茯苓、白术、白芍、车前子、杜仲、菟丝子各 15g，鸡内金、川芎各 10g，核桃仁 30g。加水浓煎，每日 1 剂。服药 10 剂后面部浮肿消退，腰痛明显减轻，血压降至 135/90mmHg。前方加山药、熟地、续断，改汤为丸，继服 3 月后复查 B 超：双肾未见异常。查血尿素氮、肌酐正常。（阙立明．真武汤临床运用举隅．湖北中医杂志，2000，22（5）：42）

按：本例患者则是肾精亏损，阴损及阳，肾阳虚衰，气化无力，浊阴不化，积结成石。真武汤配桂枝以温通阳气，车前子利水消肿，核桃仁、菟丝子、熟地、山药、杜仲、续断补肾填精，鸡内金乃治疗结石之要药，佐川芎活血行气止痛。诸药相伍，补肾温阳、化气消石，故获佳效。

七、尿毒症

尿毒症不是一个独立的病，而是各种晚期肾脏病共有的临床综合征，是进行性慢性肾功能衰竭的终末阶段。在此阶段中除了水与电解质代谢紊乱和酸碱平衡失调外，由于代谢产物在体内这种大量潴留而呈现消化道、心肺、神经、肌肉、皮肤、血液等广泛的全身中毒症状。

本病属中医"关格"范畴。

【病案举例】

李某，女，69 岁。2003 年 9 月 12 日诊。既往有慢性肾炎病史 10 余年，2003 年 7 月因少尿、全身水肿、恶心、纳差，到某医院就诊，血肌酐 982μmol/L，血尿素氮 26mmol/L，诊为慢性肾炎、肾功能衰竭、尿毒症期。收住院，西医常规治疗，并血液透析，每周 1 次，治疗 2 个月，患者对血液透析形成依赖，一旦停止则水肿加重，神疲乏力，恶心，呕吐，动则憋闷。后因病房装修，患者对油漆过敏，病情突然加重，呼吸困难，胸闷憋喘，少尿恶心，遂转入我院治疗。查患者血压 205/120mmHg，心率 85 次/分，强迫体位，口唇紫绀，双下肢凹陷性浮肿，舌质淡，苔滑，脉沉。立即给予异丙嗪 25mg 肌内注射。中医按少阴寒化证辨治，以麻黄附子细辛汤加减。药用：麻黄、附子各 10g，细辛 3g，苏子 20g，生姜、肉桂各 10g，车前子 30g，当归 20g，陈皮 10g，水煎少量频服，日1剂。治疗3天，患者呼吸转平稳，尿量增多，水肿减轻。原方减麻黄，加茯苓20g，白芍10g（方底为真武汤），治疗30天，患者自觉症状减轻，食欲好转，水肿减轻，尿量增加，每日约3000ml，血肌酐478μmol/L，尿素氮22mmol/L，血压155/86mmHg，并且已自停血液透析。后因感冒复诊，自觉胸中热，食冰块方缓解，并头胀耳鸣，憋喘，口干，舌淡苔黄，脉滑。血肌酐642μmol/L，血尿素氮26mmol/L。给予黄连阿胶汤加减。药用：黄连、阿胶、黄芩、栀子各10g，白芍15g，鸡子黄1个，大黄6g。水煎服，日1剂。治疗7天，患者上症消失，仍拟真武汤加党参20g，水煎服，每3日1剂，治疗半年余，患者病情稳定，已无水肿，出入量均衡，无恶心，血肌酐维持在200～300μmol/L，血尿素氮在10mmol/L左右，能进行轻微体力劳动。（唐东一．从少阴辨治尿毒症探析．辽宁中医杂志，2004，31（10）：856）

按： 尿毒症为慢性肾功能衰竭终末期，属于危重症，西医学多采取血液透析治疗，预后较差。中医辨证治疗有时可取得较好效果。本例先后从少阴寒化证入手，先后使用麻黄附子细辛汤、真武汤、黄连阿胶汤加减，逐层深入，辨证丝丝入扣，获得满意的效果。

八、糖尿病肾病

糖尿病肾病是糖尿病最严重的并发症之一，又是终末期肾病主要原因。糖尿病肾病为糖尿病主要的微血管并发症，主要指糖尿病性肾小球硬化症，一种以血管损害为主的肾小球病变。早期多无症状，血压可正常或偏高。

其发生率随着糖尿病的病程延长而增高。糖尿病早期肾体积增大，肾小球滤过率增加，呈高滤过状态，以后逐渐出现间隙蛋白尿或微量白蛋白尿，随着病程的延长出现持续蛋白尿、水肿、高血压、肾小球滤过率降低，进而出现肾功能不全、尿毒症，是糖尿病主要的死亡原因之一。

糖尿病属中医学"消渴病"的范畴。本病在中医经典《黄帝内经》中即有"脾瘅"、"消渴"等记载，并对各期的发病原因和机制做了较明确的论述，对指导现在防治糖尿病及其并发症有重要意义，特别对糖尿病并发症的防治，用"行气活血，通经活络，化痰散结"，对后世的"上、中、下三消"分期的影响很大：正所谓"上消"病在肺燥、口渴多饮为主；"中消"病在胃热、多食易饥为主；"下消"病在肾虚，小便频多为主。治疗及调理原则：调理情致，合理饮食，劳欲适度，合理用药。

糖尿病肾病的病因病机，中医学认为"久病入络"，肾为络脉聚集之所，糖尿病肾病实质上为糖尿病日久所致，中医消渴病久治不愈，伤阴耗气，痰热郁瘀互结，阻于络脉，形成微型癥瘕。以肢体水肿表现为主，则认为是阴损及阳，脾肾衰败，水湿潴留泛滥肌肤，遂发为水肿。

【临床应用】

蓝氏等[8]从糖尿病肾病少阴证角度入手，观察用加味真武汤治疗糖尿病肾病的临床疗效。方法：将 60 例糖尿病肾病患者随机分为治疗组和对照组，治疗组在降糖的基础上予加味真武汤治疗，对照组在降糖的基础上予卡托普利治疗。结果：治疗组总有效率为 83%，对照组总有效率为 63%，治疗组疗效明显优于对照组。

参考文献

[1] 周自祥．真武汤加味治疗脾肾阳虚证慢性肾小球肾炎 41 例．广西中医学院学报，2006，9 (3)：34.

[2] 戴陆庆．真武汤加减治疗肾病综合征 12 例．赣南医学院学报，2005，(6)：834.

[3] 唐利君．真武汤加减治疗肾病综合征 21 例．湖南中医药导报，1997，3 (4)：21.

[4] 罗试计．真武汤合黄连温胆汤治疗慢性肾衰竭 32 例疗效观察．四川中医，2005，23 (9)：56.

[5] 王秀芬，刘会英，赵苍朵．真武汤配合灌肠治疗慢性肾功能衰竭 108 例．陕西中医，2006，27 (4)：407.

[6] 赵留记，孙花仙．真武汤加味治疗泌尿系结石．河南中医，1997，17 (5)：269.

[7] 张健，沈桂荣．真武汤加味治疗肾结石 18 例．包头医学，1999，23 (2)：79.

[8] 蓝柳贵，彭万年，朱章志，等．加味真武汤治疗糖尿病肾病少阴证 60 例临床观察．国医论坛，2006，21 (2)：7.

第五节　血液系统疾病

白血病

白血病是造血组织的恶性疾病，又称"血癌"。根据白血病细胞不成熟的程度和白血病的自然病程，分为急性和慢性两大类。

白血病的中医病因病机，主要是在正虚的基础上感受外邪，并与痰、湿、气、瘀、热等积结而成。因此给治疗造成因难,扶正则虑碍邪,攻邪则又恐伤正。虚与湿热并见,痰浊与瘀血互结等,颇难施药,因此必须仔细分析病情,攻补适当。既要遵守辨证论治的原则,又需因病选药,随症加减,才能取得较好的疗效。

中学认为白血病属于"热劳"、"急劳"、"虚劳"、"癥积"、"血证"、"温病"的范畴。在古代医籍中对白血病的贫血、发热、出血、浸润等症状,已有记载。

【病案举例】

赵某,男,2岁半。患儿发热(40℃)已20余日。曾经本县医院治疗未能见效,继转开封市儿童医院住院治疗。经口服、肌内注射及静脉滴注退烧药物(用药不详)均不显效,又用冰块挟于患儿腋下使其降温,然体温仍不降。后经反复化验检查,确诊为白血病,劝其出院。

初诊:患儿面色青黄而暗淡,全身虚浮似肿,神疲体倦,目不欲睁,大便溏薄,小便短少,舌质淡白无苔,脉沉细数。查体可见全身有散在性紫癜数处,肝脾肿大三横指。体温39.5℃。中医辨证为:脾肾阳虚,水气不化之阳虚发热证。投真武汤以温阳化气行水。白术6g、云苓10g、生白芍10g、熟附子3g、生姜10g、人参4g,3剂。

二诊:服药后,热退肿消,紫癜消失,精神转佳,胃口大开,面色也显红润,脉稍沉数然较前有力。因患儿久病气虚营弱、卫表不固继生自汗、盗汗之苦。故上方加黄芪12g、肉桂3g、当归9g,3剂。以增其益气固表,敛阴止汗之功。

三诊:患儿诸证悉除。又服药20余剂,继以十全大补丸善其后,2个月后随访,已基本痊愈。(李颖.杨培生老中医治阳虚发热医案二则.中原医刊,1986,(5):35)

按:"太阳病发汗,汗出不解,其人仍发热,心下悸,头眩,身瞤动,振振欲擗地者,真武汤主之。本例发热,热势虽高,但面色青黄暗淡,身体虚浮,乏力,大便溏,小便不利,此皆阳性发热之征象,方证相应,故用之效果显著。因此,中医临证时切不可见痰治痰,见血治血,局限于西医学的病名,见到发热只知道苦寒清热,必须时刻运用中医学辨证论治,随机应变。

第六节 内分泌系统疾病

一、甲亢持久性心房纤颤

甲亢性心脏病是指在甲亢病的基础上出现心脏增大、心律失常、心力衰竭等一系列心脏病症状而言，约占甲亢患者的 5%～10%，与甲亢合并风湿性心脏病、冠心病、心肌炎、高血压性心脏病是两个不同的概念，前者是甲亢之后出现心脏病的表现，后者是在患甲亢之前就有心脏病特征，由于甲亢的出现可以加重原有的心脏病。

甲亢性心脏病的发病是超生理量的甲状腺激素作用于心脏，使心肌代谢加速，心肌缺氧和营养物质缺乏，心肌变性肥大，房室传导时间缩短和心房细胞不应期缩短，冠状动脉痉挛和血液动力学改变等多种因素共同作用的结果。目前尚无统一的诊断标准，一般认为，心脏扩大、心律失常、心力衰竭为其必备症状和体征，但须除外其他原因的心脏病。

本病的心律失常，以房性早搏为多见，其次为心房纤颤，并可见到心房扑动、阵发性室上性心动过速及房室传导阻滞。病程较长、病情严重的甲亢患者，由于高排出量的影响，使心脏负荷加重，可致心脏增大。在心律失常和心脏增大的基础上可致心力衰竭。至于心绞痛和心肌梗死在甲亢性心脏病中则较为少见。

本病治疗可按中医"心悸"等治疗。

【病案举例】

胡某某，女，75 岁，2000 年 4 月因出现不明原因消瘦，全身易出汗，激动，一般活动后自感心悸、胸闷、接气困难，继而出现双下肢足部浮肿等症状。经检查：一般情况差，消瘦，心率 120 次/分，快慢强弱不一，双下肢踝部凹陷性浮肿。实验室检查：血清甲状腺素总量（TT_4），三碘甲状腺氨酸总量（TT_3）均超过参考值。心电图检查：P 波消失，代之一系列大小不等、形态不一的颤动波，频率 400 次/分，QRS 形态为室上性，R-R 间期绝对不规则。心电图显示：心房纤颤。诊断：老年性甲亢性心脏病。经过近两年的规范治疗，甲亢已得到控制，但心房纤颤未纠正，先后采用洋地黄制剂（西地兰 0.4mg 静脉注射，地戈辛 0.125mg，每日 1 次）和钙拮抗剂（普罗帕酮静脉推注和口服），心室率仍在 120 次/分。心电图示：心电图大致正常，心房纤颤。患者仍感心悸，上楼时呼吸困难，双踝部浮肿，舌体胖、边有齿印，在服用地戈辛 0.125mg，每日 1 次和美托洛尔 12.5mg 基础上，遂加用真武汤原方。每日 1 剂，水煎，日 3 服，服用 10 剂后，症状改善。心电图示：窦性心律。守方善后。（金克勤.真武汤治疗老年性甲亢持久性心房纤颤体会.实用中西医结合临床，2002，2（6）：35）

按：《伤寒论》真武汤主治脾肾阳虚，水气内停，功能温阳利水，温脾肾，振阳气。中医理论认为：水之所制在脾，水之所主在肾，肾阳虚不能化气利水，脾阳虚不能运化水湿，水气凌心则心悸。方中附子为君药温肾助阳，化气利水。臣以茯苓、白术健脾利湿，淡渗利水，使水气从小便而出，符合治疗心力衰竭原则，通过抑制肾小管特定部位，遏制钠潴留，减少静脉回流，降低前负荷，改善心功能。从上述可以看出，只要按照中医辨证论治理论，中药在治疗难治性疾病中具有独特疗效。

二、糖尿病

糖尿病是以持续高血糖为其基本生化特征的一种慢性全身性代谢性疾病。

本病中医称为"消渴"，以多饮、多食、多尿、身体消瘦或尿有甜味为特征。又称消瘅、肺消、消中。消渴病变脏腑在肺胃肾。燥热伤肺，则治节失职，肺不布津；燥热伤胃，则胃火炽盛，消谷善饥；燥热伤肾，则肾失固摄，精微下注。凡饮食不节，过食肥甘，或情志失调，气郁化火，或劳欲过度，耗伤肾阴，均可诱发该病。

【病案举例】

1. 王某，男，36 岁，曾因口渴多饮，血糖 10.08mmol/L，尿糖（＋＋＋）。诊断为糖尿病。口服多种降糖药，并求中医治疗，病情时好时坏，1983 年 10 月求桑氏诊治。患者面色㿠白，精神不振，头晕目眩，口渴欲饮，饮水口渴不解，夜间尤甚，尿频，腰冷痛，阳萎，气短懒言，脉沉细无力，舌苔白腻质淡。查空腹血糖 15.40mmol/L，尿糖（＋＋＋）。此属气虚肾亏之证，治宜益气温阳，方用真武汤：附子 20g，干姜 20g，茯苓 50g，白芍 50g，白术 30g。守方服 10 剂，诸症渐消，空腹血糖 4.98mmol/L，尿糖正常，舌淡苔白，脉沉缓。嘱其服用金匮肾气丸 2 个月以巩固疗效。（刘立昌，桑树贤．桑景武运用真武汤治疗消渴病的经验．吉林中医药，1991，（3）：11）

2. 宗某，女，47 岁，患糖尿病 13 年，于 1983 年 3 月请桑氏诊治。患者面色萎黄，全身乏力，善饥多食，口渴多饮，尿频口甜，四肢逆冷，舌淡苔白腻，脉沉无力。空腹血糖 17.70mmol/L，尿糖（＋＋＋）。证属脾肾阳虚，宜急救其阳，真武汤合四逆汤加减：茯苓 50g，白术 30g，白芍 100g，附子 30g，干姜 20g，桂枝 50g，麻黄 20g。服上药 2 剂，口渴大减，四肢得温，诸症改善，继服 9 剂，查空腹血糖 4.98mmol/L，尿糖正常。后以金匮肾气丸口服 1 个月。随访 3 年未见病情反复。（刘立昌，桑树贤．桑景武运用真武汤治疗消渴病的经验．吉林中医药，1991，（3）：11）

按："天之大宝只此一丸红日，人之大宝只此一息真阳。"对于久病体衰之人尤需注意固护阳气。两例患者皆为中医之消渴，阳气虚弱，精微不运，湿浊内生，致使血糖升高。治疗以真武汤加减温肾阳，利水气，并根据病情加大剂量，阳气得以振奋，真阴得以护卫，湿浊得以消散，最终以金匮肾气丸调理得愈。

三、甲状腺功能减退

甲状腺功能减退是由于甲状腺激素的合成，分泌或生物效应不足而引起的一种综合征。其特征是机体代谢率降低，严重者可形成黏液性水肿。根据年龄不同分为克汀病（在胎儿期或新生儿期内发病伴智力和体格发育障碍），成人型甲减（以黏液性水肿为主要特征），幼年型甲减（介于克汀病和成年型甲减之间）。根据发病部位不同分为：原发性甲减、垂体性甲减、下丘脑性甲减及甲状腺素受体抵抗。其中原发性甲减约占 90% ~95%。

本病属中医"虚损"、"水肿"范畴。中医学认为饮食不节，饥饱失常或过食生冷，寒积胃脘，损伤脾阳，先天禀赋不足，或后天调养不当，水谷精气不充，脾肾双亏。久病或新疾，用药不当，苦寒太过，吐泻失度损伤脾胃，耗伤阳气。过度劳累，房室不节，纵情色欲，损伤肾气，本病主要病机为脾肾阳气不足，脏腑功能衰减，导致虚劳、水肿。

【临床应用】

陈氏[1]将 60 例患者随机分为 2 组各 30 例。治疗组用真武汤（由附子、白芍、白术、茯苓、甘草、生姜等组成）加减配合小剂量 L-甲状腺钠片治疗；对照组单纯用 L-甲状腺钠片治疗。观察 2 组临床疗效及治疗前后甲状腺素（T_4）、三碘甲状腺原氨酸（T_3）、游离三碘甲状腺原氨酸（FT_3）、游离甲状腺素（FT_4）、促甲状腺激素（TSH）的变化。结果：总有效率治疗组为 93.3%，对照组为 70.0%，2 组比较，差异有非常显著性意义（$P < 0.01$）。治疗后治疗组与对照组 T_3，T_4，FT_3，FT_4，TSH 各项指标比较，差异均有非常显著性意义（$P < 0.01$）。结论：真武汤加减配合小剂量 L-甲状腺钠片治疗甲状腺功能减退症疗效较好，副作用少。

【病案举例】

胡某，女，32 岁。1996 年 6 月 30 日初诊。患者无明显诱因出现全身非指凹性浮肿 2 个月，以双下肢为甚，伴乏力、畏寒、纳差。甲状腺 CT 示：甲状腺增大，密度减低；甲状腺穿刺检查可见红细胞、淋巴细胞和少许腺泡细胞；甲状腺功能 6 项结果：三碘甲状腺原氨酸（T_3）1.0nmol/L，甲状腺素（T_4）< 26nmol/L，反三碘甲状腺原氨酸（γT_3）

0.16nmol/L，血清促甲状腺激素（TSH）>81μIU/ml，甲状腺球蛋白抗体（TGA）4.4%，甲状腺微粒体抗体（TMA）1.3%。北京协和医院诊断为：慢性淋巴细胞性甲状腺炎所致的甲状腺功能减退。治疗给予左旋甲状腺素钠（L-T4）终身替代治疗。由于体内甲状腺激素水平不易掌握，所以给药剂量不易控制，病情反复。近半月自觉浮肿等症加重，遂求治于中医。刻诊：面色㿠白，全身浮肿以双下肢为甚，腰部冷痛酸重，四肢厥冷，怯寒神疲，舌质淡胖，苔白，脉沉细。中医辨证为水肿（肾阳虚寒型）。治予真武汤加减，处方：茯苓10g，生姜皮10g，白术10g，附子15g，黄芪15g，泽泻10g，桂枝10g，甘草6g。水煎服，日1剂；L-T4每日服用1次，每次100μg。15日后浮肿消失，其他诸症明显减轻。上方去泽泻、茯苓，生姜皮改为生姜，加巴戟天、淫羊藿各10g；L-T4减为50μg。继续服药15日，诸症消失。停服L-T4，继服上方10剂，以巩固疗效。随访2年甲状腺功能恢复正常，未复发。（胡会欣．真武汤加减治愈甲状腺功能减退症1例．河北中医，2000，22（4）：281）

按：《景岳全书·肿胀》云："凡水肿等证，乃肺脾肾三脏相干之病。盖水为至阴，故其本在肾，水化于气，故其标在肺，水惟畏土，故其制在脾。今肺虚则气不化精而化水，脾虚则土不制水而反克，肾虚则水无所主而妄行。"水肿发病机制与肺、脾、肾三脏密切相关，故治疗也应着重从该三脏辨证施治。肾阳衰微，阴盛于下，故下肢肿甚；腰为肾之府，肾虚水气内盛，故腰痛酸重；肾阳疲惫，命门火衰，不能温养肢体，故四肢厥冷，怯寒神疲；舌质淡胖苔白、脉沉细乃肾阳衰微、水气内盛之象。故以温阳利水之真武汤，方中附子大辛大热入肾经，温壮肾阳，化气行水为主药；茯苓、白术健脾渗湿；加桂枝温通阳气，黄芪补气兼可利水，泽泻善利水湿，生姜皮散寒利水，甘草即可助茯苓温中健脾，又可调和猪药为佐使药。本例寒湿较重，故去白芍药酸寒敛阴之性。诸药合用，共成暖肾健脾、温阳化气利水之剂，药到病除。

四、肾上腺皮质功能减退

当两侧肾上腺绝大部分被破坏出现种种皮质激素不足的表现，称肾上腺皮质功能减退症。本病应属中医的"虚劳"病证范围也有认为属"黑疸"、"女劳疸"者。

【病案举例】

黄某，女，66岁，1989年8月18日初诊。腹泻7个月。7个月前因劳累过度复因受凉后出现腹泻，呈稀水样便夹杂不消化食物，每日

10～20次，时轻时重。经多家医院检查，诊断为"慢性肾上腺皮质功能减退症"，"内分泌功能紊乱性腹泻"。经中西医诊治（西医用药不详），服用中医方药附桂理中汤、真武汤、人参养荣汤等，均无寸效，特求笔者诊治。诊见：畏寒肢冷，神倦欲寐，口淡纳差，吐涎沫，筋惕肉瞤，脘腹不适，大便失禁，泻下清水样便，小便清，面色淡黄无华，舌淡嫩而润，脉沉弱而缓。辨属真武汤证无疑。法取温补元阳，益阳消阴，涩肠固脱。投真武汤加减：制附子45g（先煎），干姜10g，炒白术12g，茯苓15g，白芍10g，赤石脂30g，3剂。每日1剂，水煎，早晚各1服。二诊：上方连进3剂，病症依然。思肾阳虚极，阴寒不散，非大量大辛大热之品不能散其阴寒，也难复气化之常。守上方附子量增至90g（先煎），4剂，服法同上。三诊：服药4剂后，大便失禁消失，便次未减，脉沉弱而缓，两尺尤甚，余症如故。药已中病，惟此顽症病重药轻难以奏效，继增上方附子量至120g（先煎），加补骨脂10g，再服7剂。药尽大便成形，每日2～3次，余症皆消。改用肾气丸以资巩固。随访1年未见复发。（王声明．加味真武汤重用附子治顽泻1例．国医论坛，1994，（5）：11）

　　按：《内经》云："有故无殒亦无殒也"。本例肾上腺皮质功能减退所致久泻，中医辨属肾阳虚衰，火不暖土所致，脉症皆与真武汤证相符，但屡用乏效，何以故？病重药轻也。附子大热有毒，在用量上固不可孟浪，但病重至此，用药则不可畏首畏尾，辨证准确，确需大量，责放胆用之，便可应手取效。最终三易附子用量，终至每剂放胆用到120g而获效。

五、糖尿病性心肌病

　　糖尿病性心肌病是指发生于糖尿病患者，不能用高血压性心脏病、冠状动脉粥样硬化性心脏病、心脏瓣膜病及其他心脏病变来解释的心肌疾病。该病在代谢紊乱及微血管病变之基础上引发心肌广泛灶性坏死，出现亚临床的心功能异常，最终进展为心力衰竭、心律失常及心源性休克，重症患者甚至猝死。

　　糖尿病心肌病一般临床表现为心悸气促，肢肿面浮，尿少腹胀，中医可归属于"心悸"、"怔忡"范畴。糖尿病初期其病理改变为阴虚燥热，随着病程进展，"五脏之伤，穷必及肾"。消渴日久，肾阴不足，损及肾阳，肾阳亦虚。

【病案举例】

　　刘某某，女，53岁，1995年8月20日入院。患者患糖尿病5年，不正规地服用降糖药物，近 1 年来感心悸气短，胸闷不适，发作较甚时四肢浮肿，不能平卧入睡，夜间常发生阵发性呼吸困难，迭经西药强心、利尿、扩张血管等治疗症状缓解不明显。查：180/90mmHg，眼睑浮肿，颈静脉充盈，胸廓对称，心尖搏动弥散，心界向两侧扩大，心音低钝，心律齐，84 次/分，心前区闻及Ⅲ级收缩期杂音，两下肺呼吸音消失，未闻及干、湿性啰音，腹平软，肝肋下 3cm，质中，脾未扪及，腹水征（+），双下肢中度凹陷性浮肿。空腹血糖 9.85mmol/L，X 线胸片示：心影呈梨形改变，提示心肌病，心包积液，双侧胸腔少量积液。心超：左心室内径增大，心室壁稍增厚，室壁运动弥漫性减弱，有少量心包积液，二尖瓣前叶双峰消失，而前后叶呈异向活动，提示心肌病。B 超示肝脏呈淤血改变，腹腔少量积液。患者面色白，四肢浮肿，心悸易惊，胸闷气促，难以平卧，尿少腹胀，舌淡胖、苔薄白，脉沉细。中医诊断：怔忡。西医诊断：2 型糖尿病，糖尿病心肌病，心功能衰竭。中医辨证为心肾阳虚，水饮内停。治以温肾利水，宁心安神，方选真武汤加味。处方：白术 15g，淡附子、桂枝、炒白芍、茯苓各 10g，丹参、益母草各 30g，生姜 5 片。每日 1 剂，分 2 次煎服，配合饮食控制，低盐饮食。服药 7 天后，四肢浮肿消退，心悸气短明显减轻，能平卧入睡，精神转佳。查空腹血糖 8.52mmol/L，X 线胸透示双侧胸腔积液消失。原方继服 7 剂，心悸基本消失，活动后无明显气喘，生活能自理，查空腹血糖 6.18mmol/L，B 超检查：胸腹腔未探及液性暗区。住院 20 天出院，后予肾气丸、天王补心丹巩固治疗，继续嘱其饮食控制，随访半年未发。（瞿联霞．糖尿病心肌病治验．新中医，1997，（5）：48）

按：本病日久及肾，肾阳虚弱，阳气不布，不能蒸化水液，水液潴留，冲逆于心肺则见悸动不安，喘促气逆。真武汤有温肾散寒，利水消肿之功，使阳气健旺，水邪得去，从而达到宁心安神的目的。真武汤温阳利水，加桂枝温阳降逆，丹参、益母草活血养血，诸药合用，共奏疗效。

参考文献

[1] 陈文娟，钟妙文，杨劲松．真武汤加减治疗甲状腺功能减退症（脾肾阳虚型）30 例疗效观察．新中医，2006，38（3）：41.

第七节　风湿免疫系统疾病

一、痹证

痹证是由风、寒、湿、热等引起的以肢体关节及肌肉酸痛、麻木、重着、屈伸不利，甚或关节肿大灼热等为主症的一类病证。本病与外感风寒湿热之邪和人体正气不足有关。风寒湿等邪气，在人体卫气虚弱时容易侵入人体而致病。汗出当风、坐卧湿地、涉水冒雨等，均可使风寒湿等邪气侵入机体经络，留于关节，导致经脉气血闭阻不同，不通则痛，正如《素问·痹论》所说："风寒湿三气杂至，合而为痹。"根据感受邪气的相对轻重，常分为行痹（风痹）、痛痹（寒痹）、着痹（湿痹）。若素体阳盛或阴虚火旺，复感风寒湿邪，邪从热化，或感受热邪，留注关节，则为热痹。总之，风寒湿热之邪侵入机体，痹阻关节肌肉筋络，导致气血闭阻不通，产生本病。

本病主要包括西医学的风湿热（风湿性关节炎）、类风湿性关节炎、骨性关节炎等。

【病案举例】

1. 胡某某，男，28岁，工人，1983年8月14日初诊。2年频罹外感病证，致肩关节疼痛及全身酸楚不适。始以外感论治，时愈时发。后因同房受风，病发不愈。他医或表散，或通络，服药60余剂终不瘥。现两肩酸痛，畏寒，恶风乏力，身沉重，筋惕肉瞤，鼻塞咽干，时有黏涎，面色萎黄，舌质淡，苔薄白，脉沉缓而弱。诊为阳虚痹证。拟真武汤加减：附子（先煎）10g，白芍30g，白术15g，生姜3片，水煎服，日一剂。8月17日复诊，5剂后全身舒适，疼痛大减，畏寒除，鼻通，神爽，惟筋惕肉瞤。此乃阳气渐复，守方再服5剂。8月24日三诊，诸证悉除，原方附子改为20g，再服3剂以图巩固。（颜昭松．临证一得．山东中医杂志，1985，（5）：30）

按：患者初以"感冒不愈"，素体卫阳不固，风寒易侵，又因房事较频，耗损肾阳，致邪气得以深固，故应鼓舞阳气，阳气充，则风寒自祛，"太阳病发汗，汗出不解，其人仍发热，心下悸，头眩，身瞤动，振振欲擗地者，真武汤主之"。病证相合，故用之。本例虽无水泛，但肾阳虚，寒湿痹着共同。以附子温阳散寒止痛，加大白芍量以和营阴，缓挛急，白术健脾燥湿，生姜配白术辛散湿邪。

2. 张某某，男，35岁，工人，1978年1月15日诊。患者原有痹证病史。因野外作业，卧宿地上，前日起畏寒，发热汗出，但仍需厚衣覆盖，头重如束，肢节疼重如锥刺，尤以肘、膝关节为甚，热敷则痛减，面色㿠白，精神萎靡，少气懒言，胃纳不佳，大便溏泄，舌质淡，苔滑腻，脉浮数无力。检查：体温 38.5℃，心率 100 次/分，律齐，两肘膝有压痛、略肿大。血检：白细胞 $10 \times 10^9/L$，血沉 46mm/h。西医诊断：风湿性关节炎。中医辨证：阳虚寒湿客于关节发为痛痹，用真武汤加减：淡附片（先煎）20g、白术、黄芪、茯苓、薏苡仁各 15g，独活、干姜各 10g。服 5 剂后，热退，汗止，又续服 7 剂，诸症均减，血白细胞计数及分类正常。（沈敏南．真武汤的临床应用．福建中医药，1981，(5)：17）

　　按：《素问·痹论》曰："风寒湿三气杂至，合而为痹……寒气胜者为痛痹。"患者阳虚之体，适值严寒，着地宿卧，感受寒湿，而成阳虚寒湿之痛痹病。用真武汤温补脾肾之阳，祛除饮寒之邪；附子用淡附片，以其止痛力强；去白芍者，以其酸寒，于寒湿不宜；以干姜易生姜者，温阳祛寒；黄芪益气固表，利水止汗之用；独活散寒祛湿，通络；加苡仁除湿通痹之功诸药合用，疗效显著。

二、类风湿关节炎

　　类风湿关节炎（RA），是一种病因尚未明了的慢性全身性炎症性疾病，以慢性、对称性、多滑膜关节炎和关节外病变为主要临床表现，属于自身免疫炎性疾病。该病好发于手、腕、足等小关节，反复发作，呈对称分布。早期有关节红肿热痛和功能障碍，晚期关节可出现不同程度的僵硬畸形，并伴有骨和骨骼肌的萎缩，极易致残。从病理改变的角度来看，类风湿关节炎是一种主要累及关节滑膜（以后可波及到关节软骨、骨组织、关节韧带和肌键），其次为浆膜、心、肺及眼等结缔组织的广泛性炎症性疾病。类风湿关节炎的全身性表现除关节病变外，还有发热、疲乏无力、心包炎、皮下结节、胸膜炎、动脉炎、周围神经病变等。广义的类风湿关节炎除关节部位的炎症病变外，还包括全身的广泛性病变。

　　本病属中医"痹证"范畴。

【病案举例】

　　李某，女，48 岁。1996 年 2 月 10 日初诊。患者关节酸痛，僵硬变形，屈伸不利 5 年，每逢寒冷季节加重，伴腰膝酸软，形寒肢冷，尿清便溏，舌苔薄白、质淡胖，脉沉弱。实验室检查：类风湿因子阳性。西医诊断：类风湿关节炎。中医辨证：病久阳气不足，卫外不固，风寒湿邪内侵经络。治宜温阳益气为主，佐入祛风散寒，拟真武汤加减。处方：熟附片（先煎）、炒白术、五加皮、羌活、独活各10g，干姜5g，茯苓、芍药、桑寄生、杜仲各12g，生黄芪15g，川桂枝9g。5剂。二诊：关节酸痛大减，能屈伸活动，腰酸怕冷渐除，二便尚调，舌苔薄、质淡胖，脉沉。上方去桂枝、羌活、独活，加炒当归12g，红花6g。先后服用20剂，临床症状基本消失。（俞凤英．真武汤临证一得．浙江中医杂志，2000，（3）：124.）

按： 此例类风湿关节炎属中医"痹证"中的阳虚型。久病肾阳亏虚，阴寒凝集于经脉，故治以真武汤温补阳气为主。方中以真武汤温阳散寒，祛湿止痛，以干姜代生姜温脾阳，止便溏；配以桑寄生、羌活、独活、五加皮补肾祛风湿，芪、桂、归、红等益气活血通络。终获得满意效果。

第八节　神经系统疾病

一、重症肌无力

重症肌无力是一种神经－肌肉接头部位因乙酰胆碱受体减少而出现传递障碍的自身免疫性疾病。临床主要特征是局部或全身横纹肌于活动时易于疲劳无力，经休息或用抗胆碱酯酶药物后可以缓解。也可累及心肌与平滑肌，表现出相应的内脏症状。重症肌无力少数可有家族史（家族性遗传重症肌无力）。

本病中医属"虚劳"、"痿证"范畴，根据中医理论，本病主要与脾肾肝关系密切，先天不足，后天失养均可发为此病。

【病案举例】

刘某，男，42岁，干部，1987年12月初诊。无明显诱因出现双下肢软弱无力，活动后加重，某省级医院神经科诊断为重症肌无力。经新斯的明治疗，症状有所改善，然停药后，症状如初。曾服培补肝肾，或益气健脾类中药。治疗3月，双下肢活动功能丧失，遂延余诊治。现症：四肢痿弱，筋脉惕动，腰膝酸软，四肢发凉；形体消瘦，面白㿠无华，饮食欠佳，大便溏薄，舌质淡苔薄白，脉沉细涩。辨为元阳虚衰，气血不畅，筋脉失养之痿证。拟真武汤合活络效灵丹化裁：附子30g，焦白术10g，杭白芍10g，当归15g，制乳没各6g，丹参30g，党参15g，黄芪30g，茯苓10g，续断10g，地龙15g，杜仲15g，炙甘草15g，生姜3片，大枣10g。服药6剂，四肢见温，饮食倍增，精神好转。效不更方，前后调整治疗月余，行动自如，一如常人。乃以金匮肾气丸善后。嘱其节房事，慎寒温，勿劳极。随访至今无不适。（王明山，张玲．经

方新用3则. 河南中医, 1997, 17 (2): 81)

按: 重症肌无力中医辨证往往归为"虚劳"范畴, 责之脾胃。本例患者培补肝肾, 益气健脾无效, 观其脉证四肢痿弱, 筋脉惕动, 腰膝酸软, 四肢发凉; 形体消瘦, 面白光无华, 饮食欠佳, 大便溏薄, 舌质淡苔薄白, 脉沉细涩。辨为元阳虚衰, 气血不畅, 筋脉失养之痿证。治以真武汤合活络效灵丹, 药证相符, 故取效甚捷。

二、发作性嗜睡

发作性嗜睡病属中医"嗜睡"、"多寐"等范畴, 多与阳虚阴盛或脾虚湿阻、清阳不升有关。

【病案举例】

高某, 女, 22岁。嗜睡近半年, 常在上课时伏案而眠, 呼之即醒, 继又入睡。近1个月常在吃饭或与人交谈时入睡, 有时连续睡眠48小时仍有困意。曾在某医院神经内科诊为"发作性嗜睡病", 服用中西药治疗无明显好转。诊见: 面色无华, 神疲食少, 倦怠懒言, 恶寒背冷, 手足不温。舌质淡、苔白滑, 脉沉细无力。证属脾肾阳虚, 阴寒内盛。治宜温肾助阳, 健脾升清以真武汤加味: 制附子(先煎)30g, 茯苓15g, 白术、石菖蒲、枳实、生姜、荷梗各10g, 白芍12g, 细辛6g。水煎服。6剂后精神转佳, 已能自行控制入睡, 手足渐温。续服10剂, 嗜睡告愈, 诸症消失。随访2年无复发。(李金红, 于世良. 经方临床新用. 湖北中医杂志, 2005, 27 (4): 40)

按: 《灵枢·寒热》说: "阳气盛则目, 阴气盛则瞑目。"《伤寒论》有"少阴病, 脉微细, 但欲寐", 故嗜睡多是由于阳虚阴盛, 阴阳失调所致。面色无华, 神疲食少, 倦怠懒言, 恶寒背冷, 手足不温。舌质淡、苔白滑, 脉沉细无力皆为阳虚阴盛之表现, 故投以真武汤加味治之。真武汤温壮肾阳, 兼利水湿, 主治肾阳衰微、水气内停之证。方中用附子、细辛峻补肾阳, 破阴散寒; 茯苓、白术健脾燥湿; 白芍敛阴, 以防温燥之品伤阴; 石菖蒲化湿开窍宁神; 枳实、荷梗升清降浊。诸药合用, 使阳复寒蠲, 阴阳相和则嗜睡自愈。

三、神经性口渴

神经性口渴属中医"口干"范畴, 中医认为口干多由肝肾阴虚、津不上承引起, 或由热盛津伤、煎灼津液, 或阳虚水泛, 津不上承所致。

【病案举例】

王某某，男，51岁，1999年10月26日初诊。主诉大烦渴不解3年。3年前，不明原因口渴多饮，心胸烦闷，但无多食消瘦等症，因能忍受，故未诊治。其后病渐有加，以致每日饮水6.8L以上，多次到医院查血糖、尿糖、甲状腺激素等，均无异常。西医疑为神经性口渴，治之无效。因除渴欲饮水数升、心烦懊恼、小便相应增多外，余无所苦，所以前医或谓其热盛伤津而用白虎加人参汤，或谓其肺不布津而用清燥救肺汤，或谓其肾阳虚衰而用《金匮》肾气丸，亦有认为是瘀血阻滞而用血府逐瘀汤者，然皆如投妖石，病情日渐加重，最多时饮水达9L余，外出远门必背一5L塑料水壶，十分痛苦。仔细询问病情，方知其昼夜皆渴，小便清长，夜尿恒多，时感肢节肿胀，舌淡红，苔白润，尺脉弱涩。证属肾阳虚弱，气不化津，津不上承，且阳虚不化，肾水亦亏，心火失济而偏亢。治当温补肾阳，化气升津，佐以清降心火。真武汤加黄连、葛根主之：制附子、葛根各30g，茯苓20g，白术15g，白芍、生姜各10g，黄连5g。3剂。嘱以水2500ml，煎熬30分钟，以药代水，不时饮之。11月1日二诊，烦渴引饮减轻十之二三，舌面较前津润，并无面赤火升之弊。方药对证，继投前方5剂。三诊时，口渴大减，心烦、肢体肿胀已除，夜尿一次。前方去黄连加党参30g助其气化，5剂。半月后来诊，诉口渴除，兼症全失。停药观察3月，未见复发。(毛春，黄九龄.古方今用举隅.四川中医，2001，19(5)：78)

按： 大烦渴不解，原因很多，有属热盛伤津，然必伴小便黄少，肢体干瘦，舌红苔燥，脉象滑数等；有属阴液亏损者，多伴有口干渴饮，五心烦热，腰膝酸软的症状。此例患者则不然，肢体肿胀，舌淡苔润，尺脉弱涩，小便清长，夜尿恒多。《伤寒论·辨少阴病脉证并治》："小便色白者，以下焦虚有寒，不能制水，故令色白也。"本例患者即属阳虚不化，津不上承，故用真武汤取效。

四、脑积水

脑积水是脑脊液生成或循环吸收过程发生障碍而致脑脊液量过多，压力增高，扩大了正常脑脊液所占有的空间，从而继发颅压增高、脑室扩大的总称。其原因大多是脑脊液循环通路某些部位阻塞所致，而生成过多者则较少见。多发生在两岁之内的婴儿，可分为交通性和非交通性脑积水两类，交通性是指脑脊液在脑表面的吸收受阻而言；非交通性是指脑室系统内的脑脊液循环阻塞。

中医认为本病小儿多发，故归纳于"解颅"、"头痛"的范畴。其病因为先天不足，外邪乘虚侵入。根源为肾虚，肾主水，肾虚则气化行水障碍，而停积脑中；肾藏精，主骨升髓充脑，肾精虚则骨脑失充而智力、形体发育不良。治疗上以补肾利水，标本兼治法为主。

【病案举例】

李某某，男，13 岁。持续性头顶隐痛 7 年，伴有呕吐发热半年，先后经县、地医院诊治无效。于 1983 年 9 月初至某医学院神经外科确诊为脑导管梗阻所致脑积水。于 10 月 2 日回本院就诊：患儿垂头闭目，抱头低吟，形寒肢冷，头颅膨胀，颜面苍白，神志朦胧，问而不答，舌质淡白，有齿痕及紫斑点，薄白苔。脉沉细无力，追问病史，患儿先天胎禀不足，加后天因素，以致体弱多病。辨证：属脾肾阳虚血瘀头痛。治则：先扶正为主兼化瘀逐水止痛。拟方：真武汤加味：生黄芪 30g、党参、白术、茯苓、当归、川芎、泽泻各 10g、三七 5g（磨调）、附片、甘草各 5g（先煎），每天一剂。共服 18 剂。

二诊：患儿精神饮食逐渐好转，可以步行就诊。但仍有头痛，剧痛时伴呕吐，大便先硬后溏，小便正常，舌质有齿痕紫斑点，舌苔稍黄，脉沉细而弱。更方：通窍活血汤加减：赤芍、川芎、桃仁、红花、地龙、穿山甲各 10g、红枣 5 枚、生姜 3 片。老葱白 5 根等共煎服，三七3g（磨调），共服 10 剂。

三诊：呕吐止，头痛如故。此时以活血化瘀为主，再更血府逐瘀汤，柴胡、赤芍、川芎、桃仁、生地、当归、牛膝、枳壳各 10g，红花、桔梗、甘草各 5g，并先后分别加三棱、莪术各 10g，或蒲黄、灵脂各 10g，或水蛭、蜈蚣各 3g，共服 50 剂。

四诊：头痛逐渐减轻，每天进食 6~8 两，可出外玩耍。为巩固治疗，坚守原方随症加党参、淮山药、茯苓、附片等味又进 30 剂，共治疗 4 个月，头痛等症状消失，面色红润，舌质和齿龈上紫斑消退。治愈3 个月后经复查属近期治愈。又追访 2 年未复发。（蔡勤. 活血化瘀为主治疗脑积水一例. 中原医刊，1987，（2）：37）

按：本例患者初诊时，阳虚水泛症状明显，又兼有舌有紫斑点，故辨证为脾肾阳虚血瘀头痛，治宜扶正为主兼化瘀逐水止痛，方用真武汤加人参、黄芪、田三七等药物补益脾肾阳气，使气机通畅，血液运行无阻，脑络之水下行，汇注膀胱，从小便而行，从而消除了脑积水。

五、脑导水管梗阻

脑导水管梗阻多由先天性大脑导水管狭窄所致，为脑的发育畸形，一般狭窄发生于导水管口以下 3~4mm 处，狭窄的形态可呈线状、鸟嘴状、漏斗状、隔膜状或分叉状。狭窄以上脑室呈阻塞性脑积水，狭窄以下第四脑室正常。临床症状常开始于幼儿，呈慢性脑积水表现，大多无定位体征。

中医无此病名，临证时多根据其表现归为"解颅"或"头痛"范畴。

【病案举例】

患者王某，男，13岁。1985年4月7日初诊。患儿2年前出现动作不协调，渐至行走困难，需人扶持，并出现傻笑、语无伦次等精神症状，时有遗尿。于11个月前下肢瘫痪，二便失禁，记忆力减退，相继两手不能持物，在某省医院诊为颅内占位性病变。用脱水剂治疗后症状缓解。6个月前出现头痛，头围逐渐增大，嗜睡、痴呆、不思饮食，吞咽不利，只能进奶粉、炼乳等流质食物，后转北京某医院住院治疗，诊为脑导水管梗胆，继发脑积水，建议行侧脑室－小脑延髓池引流术。患儿家长拒绝手术，求中医治疗。

诊见头颅膨大，颅骨开解，痴呆木僵，两目斜视，面色㿠白，四肢瘫痪，右下肢肌肉明显萎缩，两足下垂强直，不能端坐、翻身，脊及两足压疮数处，双下肢冰冷过膝，便溏，舌淡暗苔白水滑，根厚腻，脉沉细弱。证属阳虚血瘀水停，治宜化瘀通络，温阳利水佐以开窍。方用通窍活血汤合真武汤加减：桃仁、熟附子各10g，红花6g，川芎12g，赤芍9g，白芍、党参各10g，茯苓20g，炒白术、石菖蒲各6g，人工牛黄0.3g（分冲），䗪虫3g，葱白3枚，大枣2枚，生姜5g。水煎日服1剂。5剂后，呕吐减轻，纳稍增，白苔稍退。原方加蜈蚣1条研粉冲入，酌加丹参、车前子、菟丝子等药，服24剂。小便已有便感，下肢渐转温，大便次数减少，但仍无自主便感，神志渐清，能回答简单问话，下肢能伸屈，能翻身，舌质转红润，白苔渐化，脉细。据此脉证，病已由阴转阳，为防熟附子辛热燥烈伤阴，改用右归饮温补肾阳，填精补血，辅以五苓散利水渗湿，温阳化气。方用：熟地15g，鹿角胶6g（烊化），山萸肉、菟丝子各10g，肉桂3g（焗服），人工牛黄0.3g（分冲），茯苓15g，猪苓6g，泽泻12g，白术9g，䗪虫、熟附子各3g，川芎6g，生姜5g，大枣2枚。水煎日服1剂。上方加减服30剂，食欲增强，精神已振，面色转红润，肌肉渐丰，大便前已有便感，但不能控制，能端坐，自己进餐，能写字等。经省某医院小儿科检查眼底水肿及出血均消失，只留陈旧性疤痕。因时有傻笑加蜈蚣1条研粉冲服，石菖蒲6g。又投30剂，二便均能控制，能扶墙移步，但腰腿乏力，行走时发颤，拟济生肾气丸合当归补血汤加减：熟地15g，山萸肉、泽泻、茯苓各12g，熟附子3g，龟板6g（先煎），肉桂3g（焗服），牛膝10g，菟丝子15g，仙灵脾10g，桃仁6g，黄芪20g，当归4g，人工牛黄0.2g（分冲），车前子12克（包煎）。水煎日服1剂。服25剂后，生活起居基本能自理，能做家务劳动。行走时仍感腰膝乏力，步态欠稳健，余如常人。宗上方配丸剂服用半年巩固疗效，至今已3年未复发。（黄长发.脑导水管梗阻.山东中医杂志，1980，9（1）：41）

按：本病中医诊断为"解颅"。该患儿初起面色㿠白，四肢瘫痪，右下肢肌肉明显萎缩，两足下垂强直，不能端坐、翻身，脊及两足压疮数处，双下肢冰冷过膝，便溏，舌淡暗苔白水滑，根厚腻，脉沉细弱。此皆阳虚见证，肾阳虚而蒸腾无力，髓窍不足，脾阳失于温养而痰饮内生，阻于脑络，瘀水互结，致头大颅解。故用通窍活血汤合真武汤加减化瘀通络温阳利水而初见疗效。"善补阳者，必于阴中求阳，则阳得阴助而生化无穷"，继用右归饮合五苓散加减，温肾填精，益髓荣脑，温阳利水，标本兼治使瘀散水消。终用济生肾气丸温肾助阳化气，当归补血汤补气生血，使气旺血行，获得满意效果。

六、眩晕

眩晕是目眩和头晕的总称，以眼花、视物不清和昏暗发黑为眩；以视物旋转，或如天旋地转不能站立为晕，因两者常同时并见，故称眩晕。引起眩晕的疾病种类很多，大约有上百种疾病可以引起眩晕，不同的疾病的原因也是不一样的。按照病变部位的不同，大致可以分为周围性眩晕和中枢性眩晕两大类。中枢性眩晕是由脑组织、脑神经疾病引起，比如听神经瘤、脑血管病变等，约占眩晕患者总数的30%。周围性眩晕约占70%，多数周围性眩晕与耳的疾病有关。周围性眩晕发作时多伴有耳蜗症状（听力的改变、耳鸣）和恶心、呕吐、出冷汗等自主神经系统症状。部分疾病可反复发作性眩晕，自行缓解。

中医学认为，眩晕可由风、痰、虚所引起，故有"无风不作眩"、"无痰不作眩"、"无虚不作眩"的说法。

【临床应用】

仇氏[1]我院自1996年8月以来运用真武汤为主治疗椎－基底动脉缺血性眩晕48例，并与同期求诊、病情大致相同的20例单用西药治疗作对照，疗效满意。

【病案举例】

张某某，男，54岁，教师。1987年12月5日初诊。患者1个月来经常头晕目眩，视物旋转，不敢久立或单独行走，恶心呕吐，食欲不振，心悸，胸中痞满，口淡吐诞沫，面目浮肿，腰背酸痛有冷感，阳萎，小便短少。舌淡无华，苔白滑，脉沉。以前有类似病史，服中西药可暂时缓解，但易复发。症因肾阳不足，开合失职，水液不化，聚为痰饮，痰饮上犯，清阳被扰。治当以温药和之。用真武汤加味。药用：制附片、陈皮各9g、炒白术、茯苓、白芍各12g，肉桂、生姜、甘草各6g，5剂。水煎2次分服。二诊，眩晕好转，呕吐止，它证改善。药证相符，原方出入，共服30余剂，眩晕痊愈。惟阳事不坚，腰时冷痛仍然。嘱常服金匮肾气丸，半年后房事正常，腰痛消失。（李恒超，耿福兰. 运用经方治疗眩晕证验案四则. 中医临床与保健，1990，2（3）：37）

按：所谓"病痰饮者，当以温药和之"。患者头晕目眩，视物旋转，不敢久立或单独行走，恶心呕吐，食欲不振，心悸，胸中痞满，口淡吐诞沫，面目浮肿，腰背酸痛有冷感，阳萎，小便短少。舌淡无华，苔白滑，脉沉，此皆阳虚水泛之证。《伤寒论》："心下悸，头眩，身眴动，振振欲擗地者，真武汤主之"。故用真武汤温阳利水，镉饮化痰，疗效满意。

七、震颤

震颤是指肢体甚至头颈的不由自主的抖动。它仅是一个症状，是指身体的一部分或全部表现为不随意的有节律性的颤动，临床上又将其细分为：静止性震颤、运动性震颤、姿势性震颤、回跳性震颤及震动性震颤等。

中医认为其基本病机多由肝肾亏虚，气血不足，脾湿痰浊阻滞脉络，经筋失养，虚风内动而致。病位在脑，病变脏腑主要在肝，涉及肾、脾，病性属本虚标实。

【病案举例】

1. 患者，男，56岁，1993年10月8日初诊。患者自1990年10月起双手不自主颤动，逐步扩展至颌下、口唇及头部，逐渐加重，遇有情绪波动时更甚，经某医院诊为震颤麻痹。口服左旋多巴片，顿服顿效，因胃肠副作用大而被迫停药，来我院诊治。初诊时体查：双上肢、下颌及头部震颤，不能自控，震颤幅度中等，头部前倾，双手、上肢呈轻度铅笔样强直，不能做精细动作。血压130/90mmHg，心电图、脑电图均正常。舌质淡，舌体胖大，舌苔白而润，脉象沉滑而弱。诊为肾阳不足，水气内动，治以温阳化水，佐以熄风止痉，真武汤加味。方用：黑附子12g、白芍10g、白术10g、茯苓10g、生姜6g，全蝎6g（研末冲服），生牡蛎30g，水煎口服5剂，震颤减轻。服30剂后，双手震颤消失，但头部有轻微颤动，但能自控，能参加劳动，随访2年未加重。（陈慧芳，杨文广．真武汤治疗双手震颤2例．宁夏医学杂志，1997，19（2）：91）

　　按：震颤即《伤寒论》所谓"身𤌉动"，属水气为病。本患者舌质淡，舌体胖大，舌苔白而润，脉象沉滑而弱，皆为肾阳不足，水气内动之象，故治宜真武汤加味。方中附子辛热以壮阳，使筋脉得以温煦，使水有所住；白术燥湿健脾，使水有所制；生姜宣散，佐附子之助阳，是主水之中有散水之意，茯苓淡渗，佐白术健脾，是于制水之中有利水之用；白芍既可敛阴和营，又可制附子刚燥之性；全蝎、牡蛎熄风止痉。诸药合用，可使阳气得复，水气得化，震颤得愈

　　2. 郑某某，女，64岁。1983年2月诊。6年来双下肢节律性发作振颤，久治不效。初起时约半年发作一次，近来发作加剧，每半月即发作一次。颤抖时间短则数十秒、长则几分钟。就诊时病员恰好发病，身坐椅上，双腿上下振颤不已，足跟叩击地面咚咚直响，不能自制，约1分钟乃止。筋脉拘紧，胶体麻木，难于行步。舌胖大有齿痕，脉沉。

　　观其所服方药，不外大小活络丸、羚角钩藤汤、地黄饮子之辈。余思《伤寒论》有真武汤治"振振欲擗地"之训，乃试投真武汤温阳化气、行水通络。处方：白附片、白术各15g，茯苓、白芍、生姜各30g，薏苡仁50g，桂枝12g。2剂，水煎服。

　　3月7日二诊，云服上方后，至今已一月未发。效不更方，仍投上方2剂。尔后患者未来诊治，半年后偶一见之，云服完药后即未再发。随访至今未再发作。（史伟．真武汤治愈振颤一例．四川中医，1987，（4）：41）

　　按：《内经》云："诸风掉眩，皆属于肝"，振颤一证，多从风论治。但该例数年皆从风而治，而治疗无效。大概皆由前医仅从阴虚风动、热极生风等角度考虑，而忽略了阳虚水盛，亦可导致风气内动。本患者舌胖大有齿痕，脉沉即阳虚水停之征，故治以真武汤而获效。

八、坐骨神经痛

　　坐骨神经痛是指坐骨神经病变，沿坐骨神经通路即腰、臀部、大腿后、小腿后外侧和足外侧发生的疼痛症状群。坐骨神经由腰5至骶3神经根组成。按病损部位分根性和干性坐骨神经痛两种，前者多见根性坐骨神经痛病变位于椎管内，病因以腰椎间盘突出最多见，其次有椎管内肿瘤、腰椎结核、腰骶神经根炎等。干性坐骨神经痛的病变主要是在椎

管外坐骨神经行程上，病因有骶髂关节炎、盆腔内肿瘤、妊娠子宫压迫、臀部外伤、梨状肌综合征、臀肌注射不当以及糖尿病等。

中医认为原发性坐骨神经痛属于痹证范围，因风寒邪入侵，局部气滞血瘀，经络闭阻所致。

【病案举例】

陈某某，女，55岁。1981年1月5日就诊。患坐骨神经痛一年余，经中西医治疗无效。现症：右髋部痛如刀割，并沿大腿外侧放射至踝部。痛处麻木不仁、夜间尤甚。脉沉紧，舌质淡苔白润而滑。证属少阴肾阳不足、寒湿入中、络道不通。宜温肾散寒为治。拟真武汤加桂枝、硫黄。处方：附子100g、茯苓10g、白芍10g、桂枝50g、硫黄10g、生姜20g。服一剂后疼痛大减。连服20剂病告痊愈，且能参加劳动。（熊德汉．真武汤临床应用二则．四川中医，1986，（5）：15）

按：患者患病日久，久病及阳，且前服去风湿、补肝肾药无效，当另换思路，舌脉为辨证关键。患者脉沉紧，舌质淡苔白润而滑。因此辨证为少阴肾阳不足、寒湿入中、络道不通。方中真武汤重用附子温阳利水，化湿止痛，加硫黄温阳，桂枝通络止痛。

九、面肌痉挛

面肌痉挛为阵发性半侧面肌的不自主抽动，通常情况下，仅限于一侧面部，因而又称半面痉挛，偶可见于两侧。开始多起于眼轮匝肌，逐渐向面颊乃至整个半侧面部发展，逆向发展的较少见。可因疲劳、紧张而加剧，尤以讲话、微笑时明显，严重时可呈痉挛状态。

中医认为，面肌痉挛发病多因人体正气不足，脉络空虚，腠理不固，风邪挟痰入中面部阳明少阳之经，致使颜面肌腠经络痹阻，气血运行不利，肌肉筋脉失于濡养，故致面肌拘急弛纵。因此，其形成以虚、风、痰、血瘀四者为基本病理基础，正气虚为病之本，风、痰、瘀为病之标。

【病案举例】

田某某，男，64岁，于1880年10月6日初诊。左侧颜面部肌肉阵发性跳动月余，每日发作十数次不等，每次为时4~8分钟，发作剧烈时牵扯左嘴角亦呈抽动，以手按压不能制止。曾在我院神经科经镇静、抗癫痫治疗半月，针灸、理疗，并服中药周许均未控制发作。患者形体丰腴，神差疲惫，面色黄浮，舌质淡红，舌苔白薄中略腻，脉象沉缓。询及患者于面肌痉挛时伴有轻微的全身无定点的肌肉跳动，面肌痉挛后常感冒眩、心悸。近一月来腰部酸痛明显，且腰痛与面肌痉挛的轻重程度相关，即面肌痉挛增剧时腰痛轻微甚或不痛，腰痛剧时则面肌痉挛明显减轻，夜尿频而尿量少。证属肾阳衰微，水湿内停。方用附片30g、茯苓30g、白术15g、杭芍15g、生姜3片、泽泻15g、怀牛膝15g。服药4剂后，面肌痉挛明显缓解，再服4剂基本近愈。最后以金匮肾气汤调治周余，诸证悉除。（张广麒．真武汤治疗不自主运动症四则．江苏中医杂志，1982，（5）：39）

按：患者腰痛与面肌痉挛相关，夜尿频而不利、肌肉瞤动、头眩心悸等均为肾阳衰微、水湿内停之征，而主以真武汤，以其温阳利水，并因"其人苦冒眩"而加用泽泻再加怀牛膝以补肝肾，活血通络，而获显效。

十、面神经麻痹

面神经麻痹，俗称"面瘫"，"歪嘴巴"、"吊线风"，是以面部表情肌群运动功能障碍为主要特征的一种常见病，多数患者往往于清晨洗脸、漱口时突然发现一侧面颊动作不灵、嘴巴喎斜。病侧面部表情肌完全瘫痪者，前额皱纹消失、眼裂扩大、鼻唇沟平坦、口角下垂，露齿时口角向健侧偏喎。病侧不能作皱额、蹙眉、闭目、鼓气和噘嘴等动作。鼓腮和吹口哨时，因患侧口唇不能闭合而漏气。进食时，食物残渣常滞留于病侧的齿颊间隙内，并常有口水自该侧淌下。由于泪点随下睑内翻，使泪液不能按正常引流而外溢。

面神经麻痹或称面神经炎，中医谓之"口僻"。本病由于正气亏虚，表卫不固，风邪乘虚入侵，以致气血痹阻，经络失和，故而口眼喎斜，面肌瘫痪。

【病案举例】

陈某，男，32岁，工人，2005年4月20日初诊。左面部麻木、松弛1天。查体：左额纹消失，左眼不能闭目，左鼻唇沟变浅，不能吹哨。患者自汗，乏力，怕冷，苔白润，脉沉细弱。诊断为面瘫，予真武汤加味。药用：白芍、僵蚕、蝉衣各10g，制附子6g，白术、茯苓、防风、黄芪各15g，生姜5片。每日1剂，水煎服。服药10剂，病告痊愈。（王尊状．真武汤新用举隅．陕西中医，2007，23（1）：59）

按：本例患者面神经麻痹，兼见自汗，乏力，怕冷，苔白润，脉沉细弱，辨证属素体阳虚，水饮内停，风湿上犯于面部而致口角喎斜、麻木不仁。方用真武汤温阳利水，加僵蚕、蝉衣、防风祛风解表，黄芪固表止汗，取玉屏风散之意，诸药合用，取得疗效。

十一、阿尔茨海默病

阿尔茨海默病又称老年痴呆症，是发生在老年期及老年前期的一种原发性退行性脑病，指的是一种持续性高级神经功能活动障碍，即在没有意识障碍的状态下，记忆、思维、分析判断、视空间辨认、情绪等方面的障碍。其特征性病理变化为大脑皮层萎缩，并伴有β-淀粉样蛋白沉积，神经原纤维缠结，大量记忆性神经元数目减少，以及老年斑的形成。

中医虽无老年期痴呆病名的记载，但从症状的角度看，属于中医的"呆病"、"健忘"、"癫病"等病证的范畴。其病因病机多属肝肾不足、心脾两虚、痰浊阻窍、气滞血瘀等。

【病案举例】

黄某，男，68岁，1991年12月8日因整日昏沉欲睡月余来诊。来前曾经某医院检查诊断为老年性痴呆和脑动脉硬化症，服西药1周无效而转诊。症见：嗜睡懒言，表情呆滞，记忆力减退，理解判断能力下降，伴形体肥胖，畏寒恶风，四肢湿冷，时便溏，舌体胖质淡，苔白腻，脉沉细濡。证属阳气虚衰，痰湿痹阻清窍。治以温阳行水，化痰醒神。方以真武汤加味：制附子（先煎）、干姜、炒白术、赤芍、枳实、法半夏、石菖蒲各10g，茯苓30g，益智仁、生姜各6g。每日1剂，水煎服。5日后复诊，嗜睡大减，精神转佳，不甚怕风，余症皆减，减干姜又进20剂，诸症皆除。为巩固疗效，嘱继续服真武汤加味汤剂，隔日1剂，连服半年，随访至今未复发。（高天辉. 真武汤的临床应用. 临床研讨，1998，7（3）：48）

按： 患者年老，阳气先衰，其嗜睡懒言，表情呆滞，病性属阴，治当以阳药。形体肥胖，畏寒恶风，四肢湿冷，时便溏，舌体胖质淡，苔白腻，脉沉细濡等症状皆是肾阳虚衰，水气内停，痰湿内生，阻滞清窍所致，故用真武汤以温肾化气行水，加干姜温脾化湿，佐以枳实、半夏、陈皮、石菖蒲、益智仁化痰益脑以开窍，标本兼治，药中病机，故获得满意疗效。

参考文献

[1] 仇增永. 真武汤为主治疗椎-基底动脉缺血性眩晕48例. 河南中医，2001，21（2）：14.

第九节　内科疑难杂证

一、特发性水肿

特发性水肿是一种原因未明的水盐代谢紊乱综合征。此综合征几乎只发生于妇女，发病机制尚未完全明了。水肿部位多见颜面及双下肢，劳累后加重，休息后减轻，经常反复发作。本病属中医水肿范畴，《类经·脏腑诸胀》篇指出："水虽制于脾，而实主于肾，盖肾本水脏，而元阳生气所由出。若肾中阳虚，则命门火衰，既不能自制阴寒，又不能温养脾土，阴阳不得其正，则化为邪。夫气即火也，精即水也，气之与水，本为同类，但在与化与不化耳。故阳旺则化，而精能为气；阳衰则不化，而水即为邪。……故火不能化，则阴不从阳，而精气皆化为水，所以水肿之证多属阳虚。"说明了本病属脾肾阳虚，水湿运化失化失常所致。因此，治疗当予温补肾阳、化气利水。

【病案举例】

杨某，女，36岁，已婚，2004年12月8日初诊。水肿多年，近1年加重。每于经前10天左右出现水肿，晨起以头面、眼睑为重，至下午则以下肢水肿明显，按之凹陷，久坐后双脚触地即疼痛。平素形寒怕冷，四肢不温，神疲乏力，纳谷不香，晨起肠鸣腹泻，舌质淡苔白厚腻，脉沉缓。查肝功能、肾功能、血浆蛋白、尿常规、心电图等未见明显异常，诊断为特发性水肿。辨为脾肾阳虚之水肿。治以温肾健脾利水。处方以《伤寒论》之真武汤加减。制附子6g，茯苓20g，炒白术10g，白芍10g，黄芪30g，党参10g，菟丝子30g，补骨脂10g，肉豆蔻10g，防风6g，薏苡仁30g，生甘草3g。水煎分早晚2次温服，每日1剂。连服10剂后晨起及午后水肿明显减轻，腹泻好转，胃纳亦可，疲乏现象减轻。此次月经临近，素有经前情绪易激动、乳房胀痛、腰痛病史，经量多且有血块，舌淡苔薄，脉缓滑。上方去附子、补骨脂、肉豆蔻，改黄芪为50g，加仙鹤草30g、益母草15g、丹参30g、杜仲10g、川断10g、香附10g。连服7剂后诸症基本消失。嘱下次月经前服用二诊处方5剂。另嘱平素调整心态，尽量减少精神刺激。多摄入含高碳水化合物和低蛋白的饮食或含碳水化合物的饮料，以改善经前紧张、易怒、疲劳等症状，低盐饮食，少喝甚至不喝咖啡（因咖啡能增加焦急、紧张及易怒症状）。另外，多摄入含维生素E、维生素 B_6 和含镁丰富的食物（维生素E、维生素 B_6 可减轻经前抑郁、烦躁、疲乏症状，镁能有效减轻经前的精神症状）。半年后访药尽病即痊愈，未再复发。（李

晓梅，刘倩．特发性水肿治疗体会．实用中医药杂志，2007，23（2）：117）

按：特发性水肿属中医"水肿"范畴，病机为脾肾两虚、水湿内泛。真武汤为治脾肾阳虚、水湿内停的代表方剂。方中附子温肾助阳兼暖脾土功可化气行水，温运水湿。白术健脾燥湿，益气生血。茯苓健脾利湿。白芍苦酸敛阴，以制附子之辛热。黄芪补气升阳，固表止汗，利水消肿，托毒生肌。茯苓、薏苡仁益气行水，运毒托毒。菟丝子补肝肾，并能止泻。全方方证相应，故疗效较好。

二、顽固性呃逆

以胃气不降，上冲咽喉而致喉间呃呃连声，声短而频不能自制，有声无物为主要表现的病证，又名哕、发呃。病位主要在中焦，由于胃气上逆动膈而成。可由饮食不节，胃失和降；或情志不和，肝气犯胃；或正气亏虚，耗伤中气等引起。

【病案举例】

陶某，男，38 岁。1983 年 5 月 6 日诊。患者呃逆，连作不休，夜寐难安，迄今月余，迭服中西药及用针灸治疗罔效。诊见：呃逆频频，呃时全身振动，少气懒言，神疲乏力，面色㿠白，目窠及四肤微肿，身体沉重，小便不利，大便溏，头晕心悸，舌淡，脉沉。断为水饮为患，拟真武汤治之。药用：茯苓 15g，白芍、白术、附片各 10g，生姜 12g。药服 1 剂，呃逆顿止，再进 2 剂，兼症俱蠲。（陶政燮．顽固性呃逆治验三则．湖南中医杂志，1987，（1）：48）

按：中医治病贵乎辨证，呃逆之证虽以胃气上逆为多见，但常法罔效之后当思他法。本例患者，呃逆之余尚可见少气懒言，神疲乏力，面色㿠白，目窠及四肤微肿，身体沉重，小便不利，大便溏，头晕心悸，舌淡，脉沉等少阴阳虚之证，故与真武汤温阳利水，虽未用止厄降逆之药，却达到止厄只效。全在辨证二字。

三、顽固性黑苔

舌苔灰黑，主里病，病情一般较重。若苔灰黑而滑润，舌质淡白的，是阳虚内寒或寒湿内伏；若苔灰黑而干；舌质红绛的，是热极伤阴。又据近代研究，阿狄森氏病也可见黑苔。

【病案举例】

龚某，男，60 岁，1980 年 11 月 26 日初诊。五六年来，除夏季外，春、秋、冬季节均舌苔见黑，平时大便溏泻，精神不振，苔腻黑润，脉沉细。证属肾阳不足，气化失司，水湿不运，拟温阳化气法。使真武汤加味：云苓、熟附块各 12g，炒白芍、炒白术、炒苍术、炒薏苡仁、姜半夏各 9g，生姜 2 片，7 剂。二诊（12 月 5 日）：服上药后，黑苔较前转化，根部转淡，大便泄泻好转，胃纳不旺，脉沉无力，再从前法，上方去苍术，加陈皮 6g，谷芽 9g，7 刘。三诊（12 月 12 日）：黑苔全部消失，大便亦已成形，精神顿振，口淡乏味，舌苔薄腻，脉细滑，肾阳亏损，蒸腾无权，再予前法，续服 5 剂，以期巩固。（刘春堂．顽固性黑苔治验一则）

按： 真武汤《伤寒论》为少阴病、水饮内结而设，由于肾阳虚亏，温运失职，水气不化，以致饮邪内结，症见腹痛，下利、或咳、或呕、或小便不利。本例症见黑苔，黑属肾色，肾主水，且出现于寒冷季节，伴有下利，故确诊为阳虚水泛，用真武汤疗效显著，6 年来的黑苔，就此消失。

四、顽固性盗汗

医学上将在醒觉状态下出汗，称为"自汗"；将睡眠中出汗，醒后汗自停的现象称之为"盗汗"。中医对盗汗很早就有比较深刻的认识，在春秋战国时期成书的《黄帝内经》中称为"寝汗"。

【病案举例】

张某某，男，43 岁。盗汗 6 年，每二三天一次，虽多法治疗而不效。近半年来盗汗加重，每至下半夜即汗出湿衣，渗及被褥，醒后汗止，全身发凉，白天困倦无力，动则心悸，颜面苍白，舌淡苔薄白，脉沉细。证属阳气虚衰，阴寒内盛。选用真武汤以扶阳抑阴。处方：制附片、白术各 10g，茯苓、白芍各 15g，生姜 4 片。服药 4 剂，盗汗竟止，精神转佳；继以原方出入 10 剂调理。随访二年，未复发。（周亚林．真武汤治疗顽固性盗汗．四川中医，1991，（12）：27）

按： 盗汗一般认为阴虚者居多，然临床情况错综复杂，不可偏执一说。《景岳全书·汗证》指出："自汗盗汗，亦各有阴阳之证，不得谓自汗必属阳虚，盗汗必属阴虚也。"故阳虚亦可盗汗。阳虚则外不能固，阴盛则内不能守，反迫汗外出，而致盗汗。此例与真武汤证的阳虚阴盛之病机相吻合，故投真武汤扶阳抑阴，使阳复阴消，疾病乃愈。故中医治病当辨证论治，不可盲从。

五、顽固性多尿

每天 24 小时排尿多于 2500ml 称为多尿。中医多考虑与肾阳虚，气化不利有关。

【病案举例】

郭某某，女，50 岁。1992 年 3 月 2 日初诊。2 个月前因小便频数、尿意迫急、尿量甚多在本单位医务室按尿路感染治疗月余无效，随至南京等地多家医院检查，均未发现异常。年余来迭治罔效，病情有增无减。刻诊：面色黧灰，声音偏低，神疲乏力，畏寒肢冷，腰膝酸软，口干而不欲饮水，大便溏薄，小便日 30 次以上，尿急量多，色清。因苦于尿多，日不敢饮水，夜不敢早睡，每晚 11 点后方休息，鸡鸣即起，每夜小便仍 6 次以上。舌体胖大边有齿痕，苔白欠润，脉沉细无力。证为肾阳虚衰，封藏失司，水精下注，膀胱失约所致。治以温阳化气，固肾摄津，真武汤加味：熟附子 40g（先煎）、茯苓 30g、白术 15g、甘草6g、白芍 12g、鹿角霜 20g、红参 10g、石菖蒲 10g、桑螵蛸 30g、益智仁 30g、桂枝 12g、生姜 12g，3 剂。药尽复诊：药后全身舒适，白天小便可延长 1 小时以上，夜间 2 次。量亦大减。药已中的，不复改弦更张，原方继服 15 剂痊愈。1993 年 4 月 10 日随访未复发。（丘明朗．真武汤加味治愈顽固性多尿一例．北京中医，1994，(5)：58）

按： 本例患者阳气内虚于里，水色泛溢于外，更以小便频数为突出表现，此不仅阳虚水停，更兼阳气虚弱，固摄失司，故以真武汤温阳化水，兼以桑螵蛸、益智仁固摄缩尿，诸药合用，终获良效。

六、高热

发热是多种疾病的常见症状。高热在临床上属于危重症范畴。小儿正常体温常以肛温 36.5～37.5℃，腋温 36～37℃ 衡量。通常情况下，腋温比口温（舌下）低 0.2～0.5℃，肛温比腋温约高 0.5℃ 左右。肛温虽比腋温准确，但因种种原因常以腋温为准。若腋温超过 37.4℃，且一日间体温波动超过 1℃ 以上，可认为发热。所谓低热，指腋温为37.5～38℃、中度热 38.1～39℃、高热 39.1～40℃、超高热则为 41℃以上。发热时间超过两周为长期发热。

西医学认为造成发热的原因很多，中医认为发热首辨外感内伤，内伤发热还需辨别系气血阴阳之偏盛偏衰。一般而言，中医对发热。无论外感、内伤，只要辨证准确均有较好疗效。

【病案举例】

1. 王某，男，46 岁，学生。自诉患肺结核多年，因学习紧张，感受风邪，高热达 40℃，静脉滴注青霉素、链霉素、地塞朱松，肌内注射氨基比林等药物十余天，高热持续不退，于 1998 年 12 月 15 日邀杨老诊治。症见：咳嗽；微喘，面色苍白无华，大便溏薄、小便清长，舌质淡白无苔，脉见细数。此乃脾肾阳虚，水气不化，虚阳外越，标热本虚无疑，故用真武汤，方药：茯苓 15g，焦白术 10g，白药 15g，附子 15g，生姜 15g。患者见方中姜附并用，恐有助热之弊，始拒服。经与其解释"甘温能除大热"之道理而后服之。药进 1 剂，果获神效，热退，神清，食增，继服 6 剂而愈。

2. 李某，女，4 个月，尉氏县庄头乡人。患儿因患肺炎，住院治疗。咳喘，发烧，体温持续在 40℃ 以上，经输液，肌内注射退热药，口服抗生素与安宫牛黄丸等药及物理降温，热势不减，危在旦夕。适逢吾至该院，遂邀杨老医治。视其面色苍白，手足欠温，腹软微胀，两目干涩，神态嗜睡，微有咳喘，大便溏薄，舌赤口烂，脉迟而弱。此为脾肾阳虚，虚阳外越，用真武汤以温补脾肾，固阳益气。方药：茯苓 10g，生白芍 10g，焦白术 6g，制附子 3g，生姜 10g。服 1 剂诸症悉减，体温降至 37℃。改用异功散加白扁豆、山药、莲子肉、五味子、桔梗调理之，4 剂而愈。

3. 赵某，男，25 岁，尉氏县邢庄乡人。1988 年 7 月 30 日以数日高烧不退来诊。其父代诉：高烧 39～40℃，已 20 余日，经本县及开封市儿童医院诊治，体温不降。察其面足青黄而暗淡，全身虚浮似肿，神疲体倦，目不欲睁，大便溏薄，小便短少，舌质淡白无苔，脉沉细数，全身可见散在性紫斑，脾脏肿大 3 横指，体温 39℃。方用：白术 6g，云茯苓 10g，生白芍 10g，制附子 3g，生姜 10g，红参 4g。服上方 6 剂，热退肿消，紫斑消失，精神转佳，食欲大增，面转红润，脉稍数然较前有力。仍自汗、盗汗，此乃久病气虚营弱，卫外不固。以上方加黄芪益气固表，肉桂、当归助芍药敛阴止汗。服 3 剂后诸症皆除。再以十全大补丸以善其后。（杨淑芳，杨文明．真武汤治疗阳虚高热临床体会．河南中医药学刊，2002，17（5）：69）

按： 此三例病证皆以高热为主要见证。但均见面色苍白或暗淡虚浮，大便溏薄。病案 1 兼见咳嗽、微喘，小便清长，舌质淡白无苔，脉见细数，此典型阳虚之象，故用之无疑。病案 2 其舌赤口烂，且不可以为热证而用寒药，此由真阳衰微，虚火上炎所致，故以真武汤引火归元，使水火既济，而获良效。病案 3 中，其小便短少，即仲景所谓"小便不利"是也。

七、奔豚

古病名，见《灵枢》、《难经》、《金匮要略》等，为五积之一，属肾之积。《金匮要略》称之为"奔豚气"。豚，即小猪。奔豚一由于肾脏寒气上冲，一由于肝脏气火上逆，临床特点为发作性下腹气上冲胸，直达咽喉，腹部绞痛，胸闷气急，头昏目眩，心悸易凉，烦躁不安，发作过后如常，有的夹杂寒热往来或吐脓症状。因其发作时胸腹如有小豚奔闯，故名。从证候表现看，类于胃肠神经官能症，而出现肠道积气和蠕动亢进或痉挛状态。

【病案举例】

刘某某，男，37岁。1987年4月13日诊。自述12年前有一次感冒，服用退烧药治疗，感冒愈后，即出现左侧少腹有一股气渐次上行。当气行至胃脘，则胃脘胀满疼痛，恶心呕吐，行至胸部，则胸中窒闷，咽咳憋气；行至咽部，则咽喉疼痛，如物堵塞，呼吸不畅，行至头部，则胀痛欲裂。每次发作约三四个小时，即逐渐气复症消。如此每年发作约二三次。曾到省、地等多处医院就诊，均以神经官能症诊治，未获寸效。近一年来，病情发作渐趋频繁，几乎每月必犯，特别是近一个月来，每隔三四日即发作一次，且每次发作都不能自行缓解，必欲静脉输液方可逐渐恢复正常。望其形，一如常人。询其所苦，谓平素怕冷，偶有咳嗽、吐痰。察其舌，体稍胖，质淡，苔白润。诊其脉，沉而略弦。脉症合参，症属心肾阳虚，寒饮上逆。治以平冲降逆，温阳利水。处以桂枝加桂汤合真武汤加味：桂枝12g，白芍、生姜、熟附子、白术、半夏、杏仁各9g，茯苓15g，炙甘草6g，大枣5枚。3剂，水煎服每日1剂。半月后患者复诊，服上药3剂，病即未再发作，近日左下腹又感轻微不适，恐其死灰复燃，又予原方3剂，从此而愈。（王兆太．桂枝加桂汤合真武汤治愈奔豚气．四川中医，1993，（4）：31）

按：奔豚之为病，仲景有奔豚汤、桂枝加桂汤及茯苓桂枝白术甘草汤。此处以真武汤治之，可谓广其治法。然察其舌，体稍胖，质淡，苔白润，脉沉而略弦，此皆用真武汤可循之迹也。

八、梅尼埃病

梅尼埃病又称迷路积水，是由于内耳的膜迷路发生积水，以致出现发作性眩晕、耳鸣、耳聋、头内胀痛症状的疾病。梅尼埃病常见于中年人，初期多为单侧，随着病情的发展，9%～14%的患者可发展为双侧。病因不明，很多学者认为应属于身心疾病的范畴。梅尼埃病发病的主要症状是眩晕。

本病属中医"眩晕"范畴。其病位在头，病本在肝肾，临床上所见的患者绝大多数是虚证。

【临床应用】

阚振德等[1]用真武汤加味，共治疗位置性眩晕 90 例，痊愈 76 例，占 84.4%；好转 10 例，占 11.11%；无效 4 例，占 4.4%。服药时间最短者 4 天，最长者 15 天。平均治疗天数 4.5 天。获得良好的疗效。姚宝农[2]以真武汤加减：熟附子 10～45g（先煎 2 小时）、白术 10～15g、茯苓 10～15g、生姜 5～15g、白芍 10～15g。每日 1 剂，水煎分 2 次服。剂量根据病情轻重、兼症及个体体质差异等调节。眩晕重，四肢不温、舌体胖有齿印、冬天时节就诊者，增加附子用量；恶心呕吐重，增加生姜、茯苓用量；汗多、面色苍白、脉细弱者增加白术、茯苓用量。部分患者加用了静脉注射能量合剂或氨基酸。疗程为 1 周。共治疗梅尼埃病 32 例，取得较好效果。

【病案举例】

郑某，男，41 岁，干部。以头晕 2 日之主诉于 1990 年 7 月 6 日入院。2 日前劳累后，突感头晕，目眩，视物旋转，恶心呕吐，心慌，汗出伴右耳鸣响，遂去单位卫生所就医，诊为：梅尼埃病。并予静脉注射葡萄糖注射液，但诸症不减，故来本科就治。患者病后卧床不起，不能站立，畏寒，口不渴，喜热食，精神倦息，面色不华，舌质淡、舌体胖、舌边有齿痕、舌苔白腻、脉沉缓。专科检查：双耳道洁净，鼓膜完整，右耳骨导缩短，自发性眼震（＋）。根据其症、脉、舌，诊为脾肾阳虚之美尼尔氏病，遂投以真武汤治疗。方用附片、茯苓各 15g，白术、白芍、生姜各 12g。服药 1 剂后，头晕大减。服药 3 剂后，诸症基本消失，仅感乏力，倦息，故于上方中加入党参 15g，再进 3 剂后，病愈出院。（韩潮. 真武汤治疗美尼尔氏综合征 42 例. 陕西中医，1994，15（3））

按：本例患者中年男性，人到中年，肾气渐衰，肾阳不足，不能化气行水；脾土又因失去肾阳的温煦，不能运化水湿，因此形成脾肾阳虚，水湿上泛之证，而发眩晕。故以温阳利水之真武汤，用附子之辛热，温肾壮阳，恢复肾脏化气行水之功；辅以生姜温胃散水，白术健脾除湿，使脾能运化水湿；配茯苓淡渗利水，通调水道，使水湿从小便出；佐白芍，其一可利小便，助茯苓利水；其二，张锡纯云其"与附子同用则翕收元阳，下归宅窟"。如此五药配合，共呈温阳、利水、定眩之效。该方治疗水邪为患，并不强调利水药物的使用，而重在通过恢复脾肾功能来达到治疗的目的，实为治病求本之良方。

参考文献

[1] 阚振德，包狄，边育红. 真武汤加味治疗美尼尔氏综合征 90 例. 中医药学报，2002，30（4）：49.

[2] 姚宝农. 真武汤治疗美尼尔病 32 例. 广西中医药，2006，29（3）：22.

第二章

外 科 疾 病

一、血栓性静脉炎

血栓性静脉炎是指静脉血管腔内急性非化脓性炎症的同时伴有血栓形成，是一种常见的血管血栓性疾病，病变主要累及四肢浅静脉和深静脉。血栓性静脉炎包括血栓性浅静脉炎及深部血栓形成。常先有静脉内血栓形成，以后发生静脉对血栓的炎性反应。

血栓性静脉炎属中医学"脉痹"、"腿肿"范畴。笔者认为此病多源于寒凝血瘀，瘀血阻塞脉络，血液回流不畅，聚湿于下，而为肿胀。后期产生的湿热症乃为湿癖日久所生，如脉络通畅则湿热自去。

【病案举例】

李某某，男，68岁。1988年3月20诊。右下肢肿胀7天，经多家医院诊断为血栓性静脉炎，经用尿激酶静脉滴注效果不显。诊见：左下肢肿胀，按之没指，皮色紫暗，足趾凉，舌紫，苔白腻，脉沉。右大腿周径51cm（膝上10cm处），比左侧多12cm，右小腿周径45cm（膝下10cm处），比左侧多10cm。服方药：制附子10g，茯苓、白术、白芍、生姜各15g，当归、丹参、川芎、鸡血藤各30g。水煎服，每日1剂。肿胀重者加泽泻、防己各20g；疼痛加乳香、没药各10g。2剂后，右下肢肿胀减轻，继服18剂，右下肢肿胀消失，测量双下肢周径差<1cm。3月后随访，未再复发。（孙旗立．真武汤加味治疗血栓性静脉炎．四川中医，1989，（3）：32）

按： 本例患者以一侧下肢肿胀为主要表现，中医属真阳不足，水湿不运偏聚一侧肢体所致。其足趾凉，舌紫，苔白腻，脉沉，皆阳虚水盛，气血瘀滞之征。故予真武汤合养血活血之品而获效。

二、急性阑尾炎

急性阑尾炎是外科常见病，居各种急腹症的首位。转移性右下腹痛及阑尾点压痛、反跳痛为其常见临床表现，但是急性阑尾炎的病情变化多端。其临床表现为持续伴阵发性加剧的右下腹痛，恶心呕吐，多数患者白细胞和中性粒细胞计数增高。而右下腹阑尾区（麦氏点）压痛，则是该病的一个重要体征。急性阑尾炎一般分四种类型：急性单纯性阑尾炎，急性化脓性阑尾炎，坏疽及穿孔性阑尾炎和阑尾周围脓肿。

本病属中医"肠痈"范畴。

【病案举例】

时某某，男，33 岁，工人。1988 年 5 月 5 日诊。患者于昨晨感上腹部疼痛，并伴呕吐，下午其痛转移至右下腹。经西医外科检查，确诊为"急性阑尾炎"，采用庆大霉素、氯霉素等治疗，并建议进一步作手术治疗。患者因爱人住院分娩，家庭有具体困难而转请中医诊治。刻诊：体温正常。右下腹麦氏点压痛，有轻度反跳痛，无肌卫。血常规：白细胞 10.1×10^9/L，中性粒细胞 0.76，淋巴细胞 0.22。伴纳呆，大便稀溏，日解 2～3 次。白腻苔满布舌面，脉细弦。证属寒湿客于阑门，气血凝滞成痈。治拟散寒逐湿，消痈止痛。真武汤加味：制附子 9g，炒苍白术各 10g，炒赤白芍各 15g，茯苓 15 克，干姜 5g，生薏苡仁、红藤各 30g，败酱草 20g。3 剂。服药一剂，腹部疼痛大减，呕吐亦止。3剂服完，腹痛除，纳增，舌苔化为薄白腻，惟大便仍溏，日一行。右下腹麦氏点有深压痛，无肌卫及反跳痛。再予前方 3 剂以清余邪，一年后随访，未复发。（高尚炯．真武汤加味治疗阑尾炎．江苏中医，1990，（2）：18）

按：本病乃寒湿壅聚，气聚肉腐而致。故治当温阳利水，解毒化浊。方中真武汤温阳化湿，合以薏苡仁、红藤、败酱草等呈薏苡附子败酱散意。方证相应，故获疗效。

三、术后伤口不愈

术后切口愈合不良或伤口破裂（指正在愈合的伤口或原来已经外科手术缝合的伤口重新裂开）是外科术后的常见症状，其发生概率达7%，许多术后感染形成难愈性伤口，创口形成脓性感染，造成经久不愈，给患者带来极大的痛苦和心理负担。中医辨证论治有一定疗效。

【病案举例】

李某，男，56 岁，农民，于 1995 年 10 月 8 日入院。患者 1 个半月前被诊断为晚期血吸虫病伴脾肿大行脾切除术，术后虽经大剂量合用多种抗生素治疗，但伤口日久不愈而前来求医。证见：左肋下和左脐旁有一横长约 15～20cm 的手术刀口，伤口肤色晦暗，边缘部分结痂，不红不肿，色淡无泽，流淡灰色脓水少许，疼痛、夜间尤甚，伴时有腹痛，大便溏薄，日解 3～4 次，四肢不温，腰背酸痛、遇温则舒，面色青黑，精神萎靡，少气懒言，舌淡少津，脉沉无力。证属肾阳虚不能行气化水，水湿停久，蕴毒缠绵不解。治宜温肾复阳、燥湿托毒、生肌，投用茯苓 30g、炮附片 30g、白术 30g、赤芍药 15g、生姜 3 片、生黄芪 50g，水煎分早晚各服 1 次。服前药 3 剂后腹泻停止，腹痛减轻，伤口渗出液减少。上方加白及 10g、当归 10g，继续服用 2 周，伤口流脓停止，愈合出院。(郑永芳. 真武汤加味治疗脾切除术后伤口不愈 1 例. 江西中医药，2001，32（6）：29)

按：本患者一派阳虚之寒象，故用温阳之真武汤治疗，并加用大剂生黄芪托毒生肌，益气固表，或加白及收敛创口，当归活血行瘀养血补血以固本，诸药伍用故获痊愈。

第三章

妇科疾病

一、闭经

年过 16 岁，第二性征已经发育尚未来经者或者年龄超过 14 岁第二性征没有发育者称原发闭经，月经已来潮又停止 6 个月或 3 个周期者称继发闭经。

中医认为闭经多由先天不足，体弱多病，或多产房劳，肾气不足，精亏血少；大病、久病、产后失血，或脾虚生化不足，冲任血少；情志失调，精神过度紧张，或受刺激，气血郁滞不行；肥胖之人，多痰多湿，痰湿阻滞冲任等引起。

【临床应用】

黄增强[1]用真武汤加味治疗肾阳虚闭经 28 例。结果：治愈 16 例，显效 8 例，有效 3 例，无效 1 例，总有效率达 96.4%。结论：真武汤加味治疗闭经有较好疗效。

【病案举例】

刘某某，20 岁，2002 年 6 月 12 日就诊。自诉：初潮月经正常，3 年前赴异地求学，环境改变，月汛经期不准，常 2～3 个月甚至半年一潮，平时需人工周期法或服用当归片调理来潮。症见患者面色无华，精神疲惫，自觉畏寒怕冷，手足不温，腰膝酸软，眼胞虚浮，舌淡，苔薄白，脉沉弱无力。据患者临床症状辨证为肾阳虚，冲任不调。治宜补肾壮阳，养血调经。予真武汤加味方 12 剂月经来潮，4 日而停。后按周期调治 4 个月经周期，月事正常，身体恢复健康。随访 1 年未复发。（黄增强.真武汤加味治疗闭经 28 例.四川中医，2006，24（2）：84）

按：《素问·上古天真论》："女子七岁，肾气盛，齿更发长，二七天癸至，任脉通，太冲脉盛，月事以时下，故有子。"王冰云："冲任皆奇也，肾气全盛，冲任流通，经血渐盈，应时而下。"肾为水火之脏，内涵真阴真阳，癸水之本，肾气盛则任脉通，太冲脉盛，月水以时下。本例患者闭经因肾阳虚，命门火衰，任脉虚，太冲脉衰少，血海不充，胞宫空虚而闭经，故用真武汤加味治疗。方中附子温补肾阳；生姜温中散寒，辛温之品能通经启闭；茯苓、白术健脾化生气血；当归补血活血；白芍敛阴和阳，制附子之刚燥；淫羊藿、肉苁蓉补肾阳、益精血。诸药合用，使肾阳得补，肾气全盛，冲任正常，气血通，经水旺，月汛如期而至。

二、慢性盆腔炎

盆腔炎系子宫附件及其结缔组织、盆腔腹膜发生炎症的总称。多有流产、分娩及腹腔手术史，急性期失治，误治转为慢性，亦有开始即呈慢性起病者，病情迁延难愈，组织增生易形成肿块。

在中医学属"带下"、"癥积"、"腹痛"，"不孕"等范畴。中医辨证多为热毒湿浊及寒凝血瘀。

【临床应用】

安秀云[2]运用真武汤化裁治疗慢性盆腔炎属虚寒之证者16例，基本方为附片12g，干姜9g，白术、云苓各10g，白芍15g，益母草18g。每日1剂，水煎分2次服。加减：体温升高者减附子用量加红藤，败酱草等，有包块者加甲珠，赤芍，三棱等，腹部压痛明显者加乌药，香附，大便次数增多（或稀溏）者倍白术（或）加升麻5g。总有效率为83.3%。

【病案举例】

刘某某，29岁，已婚，干部。1993年10月12日初诊。患者因2年前行双侧输卵管结扎术3个月后出现畏寒，下腹部。冷痛，有紧缩感，呈阵发性加重，体温持续在37～37.5℃。在县医院诊为慢性盆腔炎而住院治疗30天无明显好转，后在理疗科用红外线灯照射治疗，效果不佳而求诊。患者平素体质较差，现畏寒，肢冷，腹痛喜温喜按，纳差，口渴不欲饮，大便不成形日行2～3次，舌质淡，苔白润，脉沉细。妇科检查：外阴已婚经产式，宫颈充血，分泌物色白质稀量不多，右侧附件可触及枣大肿物，质较软。诊为慢性盆腔炎并炎性肿块。中医诊断："带下"、"癥积"。证属：寒凝血瘀，予温通活血，以基本方减附子用量为9g，加桃仁，鸡血藤，甲珠，败酱草各15g。煎药5剂后症状减轻，复诊即以该方化裁，前后共进药40余剂，症状消失，腹部肿物扪不及，行B超检查亦未探及肿物，随访1年未复发。（安秀云．真武汤治疗慢性盆腔炎．中国乡村医师杂志，1995，（4）：29）

按： 肾为先天之本，脾为后天之本，以温肾健脾为主，辅通络止痛，活血软坚，解毒祛腐之品，辨证丝丝入扣，终获疗效。

三、功能性子宫出血

功能性子宫出血是西医学的病名，是指由于卵巢功能失调而引起的子宫出血，简称为"功血"。本病分为无排卵型功血和有排卵型功血两种，前者是排卵功能发生障碍，好发于青春期及更年期；后者系黄体功能失调，多见于育龄期妇女。

本病属中医"崩漏"范畴，其发病急骤，暴下如注，大量出血者为"崩"；病势缓，出血量少，淋漓不绝者为"漏"。崩与漏虽出血情况不同，但在发病过程中两者常互相转化，如崩血量渐少，可能转化为漏，漏势发展又可能变为崩，故临床多以崩漏并称。

【病案举例】

何某某，女，39 岁。1982 年 2 月 24 日诊。因"人流"两次后，近一月来出现月经过多，某医院断为"功能性子宫出血"，医治罔效。刻诊：脸色㿠白，恶寒肢冷，头汗，心悸不安，声低气短，下肢轻度浮肿，舌淡，脉沉无力。此属脾肾阳虚，冲任不固。拟温补脾肾，调理冲任为治。处方：附片、炒白术各 10g，炒白芍、茯苓各 12g，黄芪 18g，当归 15g，炮姜炭 6g，炙甘草 5g。服 3 剂后，经血明显减少，诸症减轻。再予 5 剂后，经血已止，后用十全大补汤善后。追访年半，仍无发作。（李一立，徐文．找我闹问题加味治疗宫血．四川中医，1986，(11)：15)

按：本病属中医"崩漏范畴"。患者脸色㿠白，恶寒肢冷，头汗，心悸不安，声低气短，下肢轻度浮肿，舌淡，脉沉无力，此皆阳虚不能摄血之象，故予真武汤加益气固脱之品，获得显效。

参考文献

[1] 黄增强．真武汤加味治疗闭经 28 例．四川中医，2006，24 (2)：84.

[2] 安秀云．真武汤治疗慢性盆腔炎．中国乡村医师杂志，1995，(4)：29.

第四章

儿 科 疾 病

一、小儿腹泻

小儿腹泻根据病因分为感染性和非感染性两类，是由多病原、多因素引起的以腹泻为主的一组临床综合征。发病年龄多在 2 岁以下，1 岁以内者约占 50% 。全世界每年死于腹泻的儿童高达 500 万～1800 万。在我国，小儿腹泻是仅次于呼吸道感染的第 2 位常见病、多发病。

中医认为小儿腹泻主要是感受外邪，内伤饮食和脾胃虚弱等原因所致，主要病变在脾胃。本病没有明显季节性，但以夏秋季节多见。中医认为夏秋暑湿当令，容易湿困脾胃而发病。夏秋天气炎热，食物易于变质，小儿误食后致使脾胃损伤而发生腹泻。

【临床应用】

郭转玲，姚桂棉[1]观察了真武汤加味治疗小儿秋季腹泻的临床疗效。方法：小儿秋季腹泻患儿分为 2 组，均给予抗病毒治疗，肠黏膜保护剂，静脉补液，纠水电解质平衡紊乱以及对症处理等综合治疗。观察组加用真武汤随症加减，日 1 剂，水煎 2 次取汁兑匀，分 3～5 次尽服，疗程 3 日。结果：观察组总有效率为 94.6%，对照组总有效率为 77.0% 。两组总有效率比较，差异有非常显著性（$P < 0.05$）。结论：真武汤加味治疗小儿秋季腹泻疗效明显。

【病案举例】

刘某某。男，1 岁半。1996 年 4 月 26 口初诊患儿腹泻一月半。经中西医反复治疗无效。遂来我处就诊。刻诊：泻下黏液便中夹奶瓣，日七八次，精神萎靡，形体消瘦，面无光泽。食欲减退，舌苔白润，指纹色淡。大便镜检白细胞 8～10 个/HP。证属脾阳不足，寒湿滞肠。治宜温阳散寒，运脾除湿。方用真武汤加味：熟附片 9g（另包，先煎 40 分钟），干姜 3g，白术 3g，白芍 6g，茯苓 6g，木香 5g，2 剂。水煎服，4月 29 日二诊：药后大便基本正常。日 1～2 次，精神渐强，食欲显增，为巩固疗效，用七味白术散和山药粥善后。（马文红．用真武汤治疗小儿慢性腹泻经验．四川中医，1996，14（11）：44）

按： 小儿腹泻以虚寒者居多，很少湿热为患。为人父母者，对子女往往过于溺爱，饮食营养惟恐不足，衣物惟恐不暖，结果适得其反，小儿抵抗力反差，易感寒湿，中伤脾肾阳气，发为腹泻。故与真武汤温阳利湿，可获良效。

二、小儿急性肾功能衰竭

任何原因引起的急性肾损害，在数小时至数天内，使肾单位调节功能急剧减退，不能维持体液电解质平衡和排泄代谢产物，导致高血钾、代谢性酸中毒及急性尿毒症综合征者，统称为急性肾功能衰竭。急性肾功能衰竭是一常见的临床综合征，见于小儿各年龄组，每个年龄组 ARF 的病因有各自的特点。ARF 按病因可分为肾前性、肾性、肾后性三种。按临床表现又可分为少尿型与非少尿型以及高分解型。小儿 ARF 如能早期诊断，及时救治，肾功能可逆转至正常，否则遗留慢性肾功能不全。

本病属中医"关格"、"水肿"等范畴。

【病案举例】

陈某某，男，10 岁。82 年 9 月 11 日入院。一月前出现周身浮肿，下肢为甚，继之出现尿少，每日尿量约 300～400ml，曾在某医院住院治疗 20 余天，浮肿未退，尿量仍少。刻诊：全身呈凹陷性浮肿，而以颜面、腹部、下肢、阴囊为甚，尿少，日解 2～3 次，每次 100ml，大便溏泄泻，恶心呕吐，食纳不佳，面色无华，舌质淡，苔薄白。小便化验：蛋白（＋＋＋），红细胞 2～4 个/HP，白细胞 0～2 个/HP，颗粒管型 0～2 个/HP。诊断为"急性肾炎、急性肾功能衰竭"。证属脾湿不化，肾阳衰败。治拟扶脾温肾利湿：连皮苓 10g、淡附片 5g、薏苡仁 10g、泽泻 10g、大腹皮 10g、陈皮 5g、桂心 2g、猪苓 10g、炒白术 6g。服上药 8 剂后，全身浮肿消失，小便量增多，胃纳增加，无恶心呕吐，大便通利。湿邪已祛，脾肾之虚未复，治拟补脾益肾：党参 9g、黄芪 15g、茯苓 9g、淮山药 9g、薏苡仁 9g、仙茅 6g、杞子 9g、巴戟天 6g、蒲黄炭 6g。服 5 剂后，面色转红、精神佳，肾功能检查正常。小便常规检查：蛋白（＋），管型 0～1 个/HP，红细胞 0～1 个/HP，脓细胞 0～2 个/HP，再以扶脾益肾为主，投药 15 剂，小便常规化验：蛋白少，管型 0～11 个/HP，余皆阴性，显效出院。继服扶脾益肾剂。后经随访，患儿一切正常。（陈建平．真武汤治疗小儿急性肾功能衰竭一例．四川中医，1987，（5）：15）

按： "少阴病，二三日不已，至四五日，腹痛，小便不利，四肢沉重疼痛，自下利者，此为有水气。其人或咳，或小便利，或下利，或呕者，真武汤主之。"患者水寒内盛，相火衰微，不能温运脾阳，故泄泻。水饮壅滞中焦，气机上逆，故恶心、呕吐。治以真武汤温阳利水，运脾化湿，取得满意效果。

三、小儿肠系膜淋巴结肿大

肠系膜淋巴结肿大多见于学龄前儿童，与反复呼吸道感染、局部受凉或饮食不节导致肠壁缺血，或交感神经兴奋，肠蠕动紊乱有关。腹痛时西药用抗生素或解痉剂能暂时缓解，但易反复发作。

本病属中医"腹痛"范畴。腹痛部位以脐周及脐下为主，重者累及右下腹。肠系膜淋巴结肿大型腹痛部位属少阴经。少阴腹痛的基本病机为肾阳虚衰，寒凝气滞。

【临床应用】

王文文，王勤，骆韵青[2]用真武汤治疗小儿肠系膜淋巴结肿大型腹痛37例，取得较好效果。真武汤药用淡附片6g（先煎1小时），炒白芍10g，茯苓10g，炒白术8g，生姜5g。腹痛明显加延胡索、川芎，伴呕吐加苏梗、丁香，腹泻加白扁豆、砂仁，体虚易感冒加黄芪、防风，淋巴结纵径>20mm加僵蚕、蜈蚣。上方药量为5~7岁患儿常用量，可随年龄及按体重作相应调整。每日1剂，水煎2次，取汁150~200ml，分早晚2次口服，5剂为一疗程。显效（治疗3个疗程后腹痛消失，随访3个月腹痛未发作，复查B超示肠系膜淋巴结纵径缩小至<10mm或消失）16例，有效（治疗3个疗程后腹痛未发作，或服药期间腹痛缓解，停药后仍然发作，3个月后复查B超示肠系膜淋巴结明显缩小但未达显效标准）18例，无效（治疗3个疗程后腹痛无任何改善）3例，总有效率91.9%。

参考文献

［1］郭转玲，姚桂棉. 真武汤加味治疗小儿秋季腹泻临床观察. 浙江中医药大学学报，2008，32（2）：183.

［2］王文文，王勤，骆韵青. 真武汤治疗小儿肠系膜淋巴结肿大型腹痛37例. 实用中医药杂志，2006，22（9）：542.

第五章

五官科疾病

一、失音

失音指声音嘶哑，甚至完全不能发出声音为主要临床表现的病证。又称作"喑"。有新久之别，新病多因外感风寒燥热之邪，或痰热内蕴而发病；久病则多属肺肾阴虚。相当于西医的急慢性喉炎、声带病变、癔病性失音、喉头结核等疾病。早在《灵枢》就指出："喉咙者，气之所以上下者也，会厌者，音声之户也，唇者，音声之扇也，舌者，音声之机也，悬雍垂者，音声之关也。"宋代《仁斋直指》指出："肺为声音之门，肾为声音之根。"清代叶天士《临证指南医案》谓"金实则无声，金破亦无声"。"形象地说明了失音有虚实之别。失音症，总不越乎肺肾，大低暴喑多实，久喑多虚。本例素体阳虚，复感外邪诱发，数月不愈，已属虚证，乃肾阳不足，命门火衰，水湿上潮，沿足少阴经脉上承咽喉。

【病案举例】

黄某某，女，35岁。1984年12月1日诊。3个多月前感冒后出现口燥咽干，喉头微痛，音哑不扬，喉痒咳嗽，痰少色白，饮食无味。某医院五官科检查，咽部充血（+），双侧扁桃体Ⅰ度肿大，披裂充血（++），双侧声带充血（++），中央有小裂孔。经西药，针灸及间断服中药等治疗3个余月无效。6天前某医院五官科检查：右侧声带肥厚，边缘不整齐，前联合稍隆起，充血，活动较差。刻见：面色暗滞，形体略瘦，肢体困重、倦怠、精神不振，声沙低沉无力，小便短少清淡，唇舌淡白，苔白，脉沉细。诊断：失音症（阳虚水泛）。治宜：温阳利水，佐以健脾渗湿。方用真武汤加味：熟附子18g，桂枝、茯苓各30g，白术、白芍、甘草各9g，生姜3片。服2剂后，咳嗽减少，声音好转。守上方附子改为24g，桂枝45g，连服2剂。症状大减，声音明显好转。再服2剂后，五官科检查，喉部声带充血、肥厚已消失，未见小结及赘生物。处方：附子、茯苓各30g，桂枝60g，白术、白芍各15g，生姜、甘草各9g。2剂后，诸症消失。继用补中益气汤加附子、

桂枝4剂以善其后。（罗本文．真武汤加味治愈失音．四川中医，1989，（2）：48）

按：本例患者素体阳虚，复感外邪诱发，数月不愈，已属虚证，乃肾阳不足，命门火衰，水湿上潮，沿足少阴经脉上承咽喉。方中重用附子温壮肾中阳气，以散在里之寒水。然主水虽在肾，而制水则在脾，故辅以白术温运脾阳，健脾制水。桂枝通阳化气，温化水饮。附子、桂枝、白术合用，既能温壮脾肾阳气，以祛水邪，又能增强温煦经脉之力，除湿去痛。再以茯苓健脾淡渗利湿，甘草调和诸药，生姜温阳散寒，白芍缓急止痛，并制约附子、桂枝、生姜，以免辛燥太过。由于药证相符，故收良效。

二、高血压视网膜病变

高血压性视网膜病变是指全身动脉血压持续性升高，造成血-视网膜屏障破坏、血浆渗漏、血管内有形成分渗出，产生视网膜水肿、出血、缺血或渗出斑等病变，严重者可出现视网膜脱离。按高血压病程的急缓，可分为慢性高血压性视网膜病变和急性高血压性视网膜病变两种，慢性病变常见于长期高血压患者，急性病变常见于妊娠高血压综合征、恶性高血压、嗜铬细胞瘤等患者。

本病内应于肾，属内障疾病。肾属水，为水火之宅。著肾阴亏虚，水不制火，虚火上扰清窍；或酒食不节，损伤脾胃，蕴湿生痰，痰湿阻滞气血，上蒙清阳；或抑郁恼怒，肝气郁而化火，或肝阳上亢，皆可形成本病。若病程久延，肝郁、痰湿或使血行迟滞而成瘀，或使脾胃受损而气血耗伤。至于虚火，实火久灼，则既可使肝肾之真阴益伤，又可灼津生痰，或引动肝风，以致本病缠绵难愈，虚实互见。

【病案举例】

患者宋某，女，54岁，小学教师。1994年12月以"眼底出血"收住我科。主诉"左眼视物不清2个月"。患者既往有高血压病史5年，近视30余年。视力检查：左眼0.02，无法矫正；右眼0.1，矫正后0.8。双眼前节（-），玻璃体轻度液化浑浊。眼底见：双眼呈豹纹状，视乳头色界正常，颞侧弧型斑，动脉变细、反光增强，静脉轻度迂曲扩张，A/V＝1/2，可见动静脉交叉压迫征。左眼黄斑区可见一约1/8 CD大小的片状出血及一约1/16 CD大小的棉绒斑，黄斑中心凹不见反光。右眼黄斑中心凹反光欠佳。诊断为左眼底出血。入院后给予降血压、扩血管、神经营养等西药常规治疗，并服用中药桃红四物汤加减。服10剂后患者自觉症状稍有好转，但眼底检查无明显变化。继服10剂后，自觉症状无改善。检查：左眼底出血减少约 1/3，渗出未改变，视力0.08，无法矫正；右眼同前。患者自述常有下肢水肿，且按之凹陷不起，伴有腰痛、畏寒、小便短少，偶有心悸、气短等。诊见：面色㿠白，上眼睑轻度水肿，舌胖，舌质淡暗，苔白滑，脉沉、两尺脉弱。证属阳虚阴盛，水气内停。给予真武汤加减：茯苓 12g，白芍 12g，白术10g，附子 15g，生姜 6g，益母草 15g，桃仁 12g，红花 12g。服 5 剂后，患者下肢水肿明显消退，走路较前轻松，腰痛好转；左眼视力 0.1，矫正后 0.3，视力明显提高；眼底渗出基本吸收，出血减少。继服 5 剂，左眼矫正视力达 0.5，右眼矫正视力达 1.0。左眼底渗出消退，仅留一小片浅薄出血，眼睑及下肢水肿基本消退，畏寒、心悸好转，小便正常。出院后改用四物五子丸善后，服 10 剂后左眼矫正视力达 0.8，出血完全吸收，黄斑中心凹反光可见。

按：本例患者初期使用桃红四物汤，但见效较慢。后来发现患者有水肿症状，经辨证改用真武汤治疗患者水肿症状时，眼部症状也随之明显好转。可见，眼底渗出为阳虚水停之故，而中医治病的着重点不在症状而在病机。（汝亚琴．真武汤眼科治验举例．中西医结合学报，2005，3（1））

三、糖尿病视网膜病变

糖尿病视网膜病变是糖尿病微血管并发症之一，病程较长的糖尿病患者几乎都会出现不同程度的视网膜血管病变，其最早出现的眼底改变包括微血管瘤和出血。

本病属于中医属于"视瞻昏渺"、"云雾移睛"、"暴盲"及"血灌瞳神"等内障眼病范畴。

【病案举例】

患者刘某，女，60 岁，退休工人。2003 年 11 月因"视物模糊 1年"来我科门诊就诊。检查：右眼视力 0.1、左眼 0.3；双眼晶体混浊（右眼＞左眼），玻璃体轻度混浊；双眼眼底视乳头色界正常，后极部可见散在的微血管瘤、小片状出血及硬性渗出斑；黄斑部见大量硬性渗出斑，黄斑中心凹不见反光。诊断：①并发性白内障。②糖尿病视网膜病变Ⅱ期。经眼底血管荧光造影检查提示：糖尿病视网膜病变。建议行眼底激光治疗，患者不接受。因患者面色无华，眼睑及面部轻度水肿，少气懒言，四肢发凉、伴沉重感，头晕目眩，口不渴，舌淡苔白，右脉沉细、左脉沉迟无力。证属脾肾阳虚，水气内停。给予真武汤加减：茯苓 12g，白芍 12g，白术 10g，炮附子 10g，生姜 10g，丹参 15g，郁金

12g，山楂 12g，鸡内金 15g。服 7 剂后，面部水肿明显减轻，视物较前清晰。查右眼视力 0.1，左眼 0.5；左眼黄斑区出血及渗出散开，中心凹反光隐见。上方减炮附子为 6g，继服 7 剂后诸症进一步好转出院。嘱继续服中药明目地黄丸以巩固疗效，预防其发展。

按：本例患者糖尿病史 10 年，出现视网膜病变 1 年。其病机已由阴虚发展至阳虚，是因脾肾阳虚，阳虚失蒸，脉络瘀阻导致水湿痰瘀内停。故用真武汤温阳利水，加丹参、郁金活血化瘀祛湿，山楂、鸡内金软坚散结，标本兼治，辨证与辨病、宏观与微观相结合，达到良好的治疗效果。这与不少医家提出的温阳之法治疗消渴的观点相吻合。（汝亚琴．真武汤眼科治验举例．中西医结合学报，2005，3（1））

四、飞蚊症

飞蚊症一般上是由玻璃体变性引起的，是一种自然老化现象，也即随着年纪老化，玻璃体会"液化"，产生一些混浊物。因而，飞蚊症正式的名称是"玻璃体混沌"或称"玻璃体浮物"。

中医认为蚊症亦称"云雾移睛"，是一种眼科常见病。

【病案举例】

患者焦某，女，70 岁，退休工人。2003 年 12 月因"左眼前黑影飘动 5 日"来我科门诊就诊。自述心情郁闷和恼怒为诱因。检查：左眼视力 0.6、右眼 0.5；双眼晶体皮质混浊，左眼玻璃体存在一条棉絮状混浊，右眼玻璃体有一条蛛丝样混浊；眼底无明显异常，未见视网膜裂孔等。患者眼睑及四肢轻度水肿，形寒怕冷，头晕头痛，两胁胀痛，小便频数，舌暗苔少水滑，脉弦细。给予真武汤合逍遥散加减治疗：茯苓 12g，白芍 12g，白术 10g，炮附子 15g，生姜 10g，当归 12g，柴胡 6g，丹参 15g。每日 1 剂。配合使用安妥碘、眼明注射液各 2ml 肌肉注射，每日 1 次。服 5 剂后，右眼前黑影明显减少。服 10 剂后，眼前黑影消失。检查：左眼玻璃体仅见一透明丝样浑浊。嘱患者长期交替服用明目地黄丸和逍遥丸以巩固疗效。

按：根据本例患者病史及专科检查已排除炎症或出血之病因，考虑为年老体弱，肝肾不足或气血虚弱所致。因患者表现为一派脾肾阳虚兼气滞血瘀之象，故不拘泥于肝肾不足或气血虚弱，而使用温阳利水之真武汤，疏肝和血之逍遥散，取得了良好的疗效。（汝亚琴．真武汤眼科治验举例．中西医结合学报，2005，3（1））

第六章

皮肤科疾病

一、荨麻疹

荨麻疹俗称风团、风疹团、风疙瘩、风疹块（与风疹名称相似，但却非同一疾病）。是一种常见的皮肤病。由各种因素致使皮肤黏膜血管发生暂时性炎性充血与大量液体渗出。造成局部水肿性的损害。其迅速发生与消退、有剧痒。可有发烧、腹痛、腹泻或其他全身症状。可分为急性荨麻疹、慢性荨麻疹、血管神经性水肿与丘疹状荨麻疹等。

荨麻疹相当于中医学中的"瘾瘤"、"瘾疹"、"赤白游风"等证，民间俗称"风疹块"、"鬼风疙瘩"等。中医对本病的认识很早，《素问·四时刺逆从论》中已有"瘾疹"之名，《诸病源候论·风瘙痒候》说："夫人阳气外虚则汗多，汗出当风，风气搏于肌肉，与热气并则生瘙痒。"认识到本病的发生与风邪关系密切。历代医著对本病都有一定的记载，如明代《证治准绳》、《外科真诠》对本病的临床表现观察得颇为仔细。《证治要诀》说"食鸡肉及獐、鱼动风等物"会导致本病的发作。清代，《外科大成》根据本病非完全由外感风邪所致，提出治疗"宜凉血润燥"，"慎用风药"；《疡医大全》则提出了"疏风、清热、托疹"的治疗大法，至今对临床仍有指导意义。此外，在古代还创制了一些治疗本病的专方，如消风散、胡麻丸等，也具有较高的临床实用价值。

【临床应用】

张书元等[1]运用真武汤与特非那丁作为对照组治疗寒冷性荨麻疹56例，结果：服用真武汤4个疗程即有患者不再出现风团，8个疗程后统计结果，随访2年。痊愈32例（57%），有效16例（29%），无效8例（14%）。服用特非那丁组有效11例（26%），其他停药即发病无效者占74%。

【病案举例】

汪某，女，28岁，1991年12月8日初诊。自诉全身反复起风团4年余，每遇风寒或隆冬必发。近年来发作频繁，伴瘙痒难忍，形寒肢冷，腰痛，白带清稀，便溏，作时欲盖衣被。诊见全身散在大小不等淡红色风团，皮肤划痕征（＋），舌淡苔白，脉沉细。证属脾肾阳虚，营卫失调。治宜温补脾肾。方选真武汤加味：附片、桂枝各9g，白芍、茯苓、白术各12g，炙甘草6g，生姜5片，大枣7枚。服上方5剂，疹块消散大半，瘙痒减。守上方再进10剂，诸证悉除。（熊晓刚．经方辨治荨麻疹3则．国医论坛，1996，11（2））

按：本例素体脾虚，久病及肾，脾肾阳虚，营卫失调，肌肤失于温煦，故发斯疾。真武汤温阳化湿，加桂枝、炙甘草调和营卫，如是则阳气得复，营卫调和，腠理致密。病乃告愈。

二、皮肤干燥症

【病案举例】

杨某，女，41岁，工人。1992年5月21日就诊。患者于3年前初春在野外作业时淋雨雪，回住地后生火取暖，次日觉周身不适，并伴有庆肤痛痒。医者给抗过敏药治疗后，皮肤瘙痒有所减轻，但周身不适加重，自以为感冒，又服治感冒药，效不佳。1周后，自觉皮肤干涩，中医投以滋润、活血、祛风之药，其效平平。现症云皮肤干燥、瘙痒，有皮屑、裂痕，身困肢倦，胸闷、纳差，便清，无论四季何时皆未汗出，舌质淡，苔白，脉沉缓，辨属阳气盛弱，水湿浸淫，无以温化，肌肤失其濡润所致。治以温肾壮阳，佐以健脾宣散。方用：附片6g，干姜10g，白术10g，云苓15g，党参10g，桂枝10g，防风10g，甘草10g。3剂，水煎服。二诊：服上方后，胸闷、纳差、便溏、肢倦轻，肤觉有蚁行感，皮屑增多，舌脉如前。上方加附片至10g，3剂。三诊：药后肤蚁行感增加，瘙痒甚，手抓重处有血津渗出，食欲增，便已成形，上方去桂枝、防风加当归10g，赤芍10g，芥穗10g，蝉蜕10g。再服3剂后，皮肤瘙痒已减，皮屑脱落处较润泽，稍活动即有微汗出。又进6剂，全身除面部外，皮屑已脱尽，皮肤较润泽，适逢夏季，稍有活动即有汗出。以参等白术散加味善其后，遂愈。两年后随访，无复发。（黄德友，马荣华．真武汤新用2则．国医论坛，1995，（2）：14）

按：皮肤干燥症往往与津液不足有关。但本例患者非津液不足，实乃阳气不足，复感受寒湿，水液不得宣化而成。方中附片、干姜温阳以温化水饮；白术、云苓健脾燥湿，防风、桂枝使寒湿透达于外。合而用之，使阳气得充，寒湿得散，水液各行其道，故获痊愈。

参考文献

[1] 张书元，刘西珍，田蕾，等. 真武汤治疗寒冷性荨麻疹临床观察. 中医药学报，2000，(5)：31.

第七章

名 家 医 案

一、许叔微医案一则

乡里市人姓章，鬻绳为业，谓之京绳子。其子年近三十，初得病，身微汗，脉弱，恶风，医者误以为麻黄汤汗之。汗遂不止，发热，心痛，多惊悸，夜间不得眠卧，谵语，不识人，筋惕肉瞤，振振动摇，医者以镇心惊风药治之。予视之曰：强汗之过也。仲景云：脉微弱，汗出恶风者，不可服青龙汤。服之则筋惕肉瞤，此为逆也。惟真武汤可救之。仲景云：太阳病发汗，汗出不解，其人仍发热，心下悸，身瞤动，振振欲擗地者，真武汤主之。予三投而大病除，次以清心丸、竹叶汤解余毒，数日差。（许叔微伤寒论著三种·伤寒九十论．北京：人民卫生出版社，1993.160）

按： 内经云："阳气者，精则养神，柔则养筋。"阳气虚则不能温煦肌肉，阳气虚则不能温化水气，所以筋惕肉瞤。案中病机为阳虚水停，而发汗太过，则更加损伤阳气，故用真武汤温阳利水正切中病机。

二、章次公医案二则

1. 陈男。转动则气急，两足浮肿，阴囊亦肿大，两脉沉细。肾虚水气泛滥，非大剂温运不为功，予真武汤加味。

炮附子9g，生苍术9g，旋覆花9g（包），细辛2.4g，荜澄茄9g，葫芦瓢30g，干蟾皮9g，车前子30g，带皮茯苓18g，白芍9g，淡姜皮2.4g。（朱良春．章次公医术经验集．长沙：湖南科学技术出版社，2000：298）

按： 张景岳说："天之大宝，只此一丸红日，人之大宝，只此一息真阳。"阳气为一身之根本，阳气不足则水气无以运行，故两足浮肿，阴囊肿大，脉沉细。而真武汤温阳以利水，切中病机，故痊愈。

2. 王男。咳呛气逆而肿，入夜不能平卧，其病多在心脏。炮附子4.5g，杭白芍9g，生白术12g，带皮茯苓12g，远志肉9g，白芥子9g

（打），炙紫菀9g，生姜2片，玉壶丹9g（分2次吞）。（朱良春．章次公医术经验集．长沙：湖南科学技术出版社，2000：298）

按：肾阳虚则水液泛滥，犯肺则咳，以真武汤温肾化水，加紫菀等祛痰止咳。

三、刘渡舟医案一则

李某某，男，32岁。患头痛病，每在夜间发作，疼痛剧烈，必以拳击头始能缓解。血压正常，心肺正常，西医检查未明确诊断。头痛不耐时，只好服止痛药片。问如何得病？答：夏天开车苦热，休息时先痛饮冰镇汽水或啤酒，每日无间，至秋即觉头痛。问头痛外尚有何证？答：两目视物时有黑花缭乱。望其面色黧黑，舌淡嫩，苔水滑，脉沉弦而缓。此证乃阳虚水泛上蔽轻阳所致，从其色脉之诊可以决定。为疏：附子四钱，生姜四钱，桂枝二钱，茯苓八钱，白术三钱，炙甘草二钱，白芍三钱。共服六剂获安，又服苓桂术甘汤四剂巩固疗效而愈。（刘渡舟，等．伤寒挈要．北京：人民卫生出版社，1983：257）

按：《素问·五脏生成》："头痛巅疾，下虚上实，过在足少阴、巨阳，甚则入肾。"《素问·方盛衰论》："气上不下，头痛巅疾"。头为诸阳之会，阳虚气寒，水气上逆，头窍失煦，脑络失养，则头痛剧烈。用真武汤温阳化气。固本御邪，阳回则水化，清窍得煦，头痛当愈。

四、叶天士医案七则

1. 此下焦阳微，饮邪上逆，嗽甚呕恶，主以温药。真武汤。（《未刻本叶氏医案》）

按：阳气为一身之根本，阳气不足则饮邪上逆，故咳甚呕恶，故用真武汤。

2. 高年二气交衰，水泛嗽逆，腹膨腿浮。真武汤。（《未刻本叶氏医案》）

按：脾肾阳虚，水液泛滥，犯肺而咳。用真武汤正合病机。

3. 阳微饮逆，咳嗽呕恶，真武汤。（《未刻本叶氏医案》）

按：肾阳不足，则水饮不能温化，故咳嗽呕恶，所以用真武汤。

4. 秦，五十一岁，脉沉微，少腹冲气，两胁胀痛，呕逆。真武汤。治少阴之水，非真武汤不安。（《叶天士晚年方案真本》）

按：脉沉微，说明少阴阳气不足，故少腹冲气，两胁胀痛，真武汤温化水饮，正切病机。

5. 吴，浊饮自夜上干填塞。故阳不旋降，冲逆不得安卧。用仲景真武法。肾阳虚浊饮上逆。

人参，淡熟附子，生淡生姜，茯苓块，猪苓，泽泻。（《临证指南医案》卷四）

按： 阳气不足则冲逆不安，故肾阳虚浊饮上逆。故用真武汤。

6. 徽州，三十九岁。仲景论痰饮分二要，外饮治脾，内饮治肾。又云：凡饮邪，必以温药和之。阅方从肾精主治，不为大谬。但阳气微弱，浊阴固象，自下上逆，喘不着枕。附子走而通阳，深为合理。第其余一派滋柔护阴，束缚附子之标疾，转不能尽其长。真武汤。（《叶氏医案存真》）

按： 《金匮》云，病痰饮当以温药和之。滋阴只能加重痰饮，束缚阳气，反使饮邪泛滥，附子通行十二经脉，温阳以去饮。故用真武汤。

7. 阳微阴浊上干，脘闷气冲至咽；大便溏泄。议用真武汤法。真武汤。（《未刻本叶氏医案》）

按： 肾阳不足则气冲至咽，真武汤正和此病机。

五、滑伯仁医案一则

一人，暑月病身冷自汗，口干烦躁，欲坐欲卧泥水中，脉浮而数，按之豁然空散，按之不鼓，诸阳皆然，此为阴盛格阳，得之饮食生冷，坐卧当风所致。真武汤冷饮，一剂汗止，再进躁除，三服而安。（《宋元明清医案·滑伯仁医案》）

按： "脉浮而数，按之豁然空散"，阳气不足，则按之空散。阳气不足，又饮食生冷，所以水湿内停，运化失司。而真武本为温阳利水，正中病机，故三服而安。

六、李克绍议案一则

刘某某，男，成年。患自汗不止，曾到济南某医院检查，诊断为"自主神经功能紊乱"，亦无治法。余诊视后，认为是阳虚水泛，给予真武汤。五六剂后，即恢复正常。（李克绍．伤寒解惑论．济南：山东人民出版社，1978：126）

按： 真武汤为阳虚水泛之要剂，故此患者用真武汤则愈。

下 篇

实验研究

第一章
真武汤各组成成分的药理研究

第一节 附子的药理研究

　　附子是毛莨科植物乌头的子根。根据加工方法不同而分成"盐附子"、"黑顺片"和"白附片"。附子的中药化学成份：附子含乌头碱，中乌头碱，次乌头碱，塔拉乌头胺，和乌胺（即是消旋去甲基衡州乌药碱），棍掌碱氯化物，异飞燕草碱，苯甲酰中乌头碱，新乌宁碱，附子宁碱，北乌头碱，多根乌头碱，去氧乌头碱，附子亭碱，准葛尔乌头碱尿嘧啶，江油乌头碱，新江油乌头碱，去甲猪毛菜碱等。

　　现代药理研究表明附子具有抗炎、镇痛、镇静、强心和升压作用，去甲乌药碱能加速心率，对实验性缓慢型心律失常有改善作用。临床观察也证实了去甲乌药碱对缓慢型心律失常有明显的治疗作用，此外附子还有扩张外周血管的作用。

　　1. 抗炎作用　窦志芳、赵天才[1]发现芍药甘草附子汤对大鼠佐剂性关节炎（AA）有肯定疗效，能够明显减轻其足爪肿胀程度，消除耳、尾部结节，降低炎性组织中前列腺素 E_2（PGE_2）A 值，提高血清类风湿因子转阴率。附子的抗炎作用可能是通过多途径实现的。附子可使动物肾上腺中维生素 C 和胆固醇含量减少，尿中 17 - 羟类固醇增加，血中嗜酸性粒细胞降低，碱性磷酸酶和肝糖原增加。进一步用放射免疫法观察到，腹腔注射乌头碱，可使大鼠下丘脑促肾上腺皮质激素释放激素（CRH）含量呈剂量依赖性增高。以上说明附子是通过兴奋下丘脑 - 垂体 - 肾上腺皮质系统发挥抗炎作用的。用免疫组织化学法可见到下丘脑室旁核 CRH 神经细胞及正中隆起神经纤维明显增多增深。提示附子增强肾上腺皮质系统作用，可能是通过兴奋下丘脑 CRH 神经细胞所致。

　　2. 镇痛作用　传统中医对附子的镇痛作用早用认识，并将之应用到了风湿等多系统疾病当中。现代药理研究证实了其内在机制。徐红萌、姜慧卿[2]实验发现附子对神经病理性疼痛大鼠产生镇痛作用。张明发、沈雅琴[3]给大鼠灌服附子水煎剂，能减少腹腔注射酒石酸锑钾或乙酸引起的扭体反应次数，延长小鼠对热痛反应的潜伏期。

3. 强心和升压作用　展海霞、彭成[4]发现附子与干姜配伍可以加快心力衰竭大鼠的心率、升高左心室内压、提高左心室内压最大上升和下降速率，改善心力衰竭大鼠血流动力学的变化，有明显的抗心力衰竭作用。徐暾海等[5]用水提取，色谱分离纯化，通过各种光谱分析鉴定结构发现附子苷，具有明显的强心作用。实验还证实消旋去甲乌药碱为附子的强心成分之一，对蟾蜍离体心脏与家兔在体心脏均显示强心作用。附子煎剂还可对抗苯巴比妥、水合氯醛等药物对蟾蜍心脏的抑制作用，故可认为本类药物的强心作用并非儿茶酚胺的释放引起的，而是直接作用于心脏的结果。研究表明，用不同的制剂在不同的实验模型上均证明附子有强心作用，尤其在心功能不全时该作用更为显著。临床也有治疗心力衰竭取得成功的报道。其强心成分早期研究认为是乌头碱等成分的分解产物及其非生物碱成分的综合作用。但乌头碱在不引起心律失常的剂量下证明无明显的增强心肌收缩力以及减慢心收缩频率、降压作用。其他化合物则有降压和抑制心肌收缩力作用。同时，多数学者认为钙离子在附子强心中起了一定的作用。秦永刚等[6]采用离体蛙心实验方法结果表明：蒸煮8、10、12小时的附子具有强的正性肌力作用，且心脏毒性显著降低。李立纪等[7]发现附子和附片二者均能增加冠状动脉流量和心肌收缩力。韩公羽等[8]从附子水溶性成分首次分离得到一种新成分尿嘧啶，其对蟾蜍离体心脏用$5\mu g/L$，具有明显的加强心肌收缩作用（$P<0.01$），作用随剂量增加与时间延长而逐渐增强，且不影响心率。与合成品尿嘧啶对照，二者强心作用一致。陈长勋等[9]观察到口服附子粗制剂后动物血清有明显增强心肌收缩力和加快心肌收缩速度的作用。实验研究还证实，附子新发现的成分去甲乌药碱有增强心肌收缩力作用，认为是慢通道激动剂，属β受体部分激动剂。但也有研究提示，附子除了具有β受体兴奋作用外，可能还有α受体兴奋作用，还可能促进神经末梢释放儿茶酚胺。其去甲乌药碱能激动心肌细胞的β-肾上腺素受体。

4. 对心率和心律失常的影响　去甲乌药碱能加速心率，对实验性缓慢型心律失常有改善作用。临床观察也证实了去甲乌药碱对缓慢型心律失常有明显的治疗作用。张梅、赵剑[10]发现附子正丁醇提取物、乙醇提取物及水提物均对氯仿所致小鼠室颤有预防作用。其中尤以水提物作用最为明显。

5. 对休克的影响　附子水溶部分$2mg/(kg\cdot min)$或1次$30mg/kg$静脉滴注给予由内毒素引起休克的猫。结果可明显对抗主动脉压力

（BP）、左心室收缩压力（LVP）和左心室压力上升最大速率（LVdp/dt, max）的降低和心率和减慢并延长生存时间。表明对内毒素引起的休克有治疗作用。川附子提取物可显著延长烫伤休克大鼠的存活时间。

6. 对血流量的影响　附子有扩张外周血管的作用，附子煎剂可明显扩张麻醉犬和猫的后肢血管，乌头煎剂也有此作用。牛彩琴等[11]发现附子水煎剂对主动脉的舒张作用是内皮依赖性的，且与内皮释放的一氧化碳（NO）有关。实验也发现附子有扩张外周血管的作用，其煎剂可明显扩张麻醉犬和猫的后肢血管，使血流增加。此作用可解释用附子后四肢变暖的原因。

第二节　白芍的药理研究

白芍为双子叶植物毛茛科植物芍药（栽培种）的根。根含芍药苷、牡丹酚、芍药花苷，苯甲酸约1.07%、挥发油、脂肪油、树脂、鞣质、糖、淀粉、黏液质、蛋白质、β-谷甾醇和三萜类。另四川产者含一种酸性物质，对金黄色葡萄球菌有抑制作用。花含黄芪苷、山柰酚3，7-二葡萄糖苷，多量没食子鞣质（10%以上）、除虫菊素0.13%、13-基十四烷酸、β-谷甾醇、廿五碳烷等。叶含鞣质。其药理作用主要有如下几点。

1. 中枢抑制作用　白芍有明显镇痛作用，芍药水煎剂0.4g（生药）/10g灌胃能显著抑制小鼠醋酸扭体反应。王永祥等[12]发现，TGP（5~40mg/kg）呈剂量依赖性抑制小鼠扭体、嘶叫、热板反应，并在50~125mg/kg时抑制大鼠热板反应，延长小鼠舔爪潜伏期及小鼠嘶叫潜伏期。TGP对小鼠甩尾反应无明显影响，但可抑制嘶叫、舔爪反应，表明TGP有镇痛作用，同时，还有加强吗啡、可乐定抑制小鼠扭体作用。总苷的镇痛作用可能有高级中枢参与，但不受纳洛酮的影响。白芍有镇静作用，1g/kg腹腔注射能抑制小鼠自发活动，增强环己巴比妥钠的催眠作用，芍药注射液皮下注射也能延长戊巴比妥钠的催眠时间。芍药苷1mg/只，脑室内注入，使大鼠镇静，5~10mg引起睡眠和肌肉松弛。

2. 解痉作用　芍药或芍药苷对平滑肌有抑制或解痉作用，能抑制豚鼠离体小肠的自发性收缩，使其张力降低，并能对抗氯化钡引起的豚鼠和兔离体小肠的收缩，对乙酰胆碱所致离体小肠收缩无明显影响，但加用甘草后有显著抑制作用。白芍的水煎醇沉液2g（生药）/kg静脉注射对胃肠生物电有明显抑制作用，使麻醉猫的胃电和肠电慢波幅度减小，周期延长。平滑肌解痉作用机制可能是直接作用或抑制副交感神经末梢释放乙酰胆碱。也有报道白芍煎剂使离体兔肠自发性收缩的振幅加大，并有剂量相关性。此外，芍药或芍药苷对支气管和子宫平滑肌也有一定抑制作用，并能对抗催产素所致子宫收缩。芍药提取物对小鼠离体子宫低浓度兴奋，高浓度抑制。

3. 抗炎、抗溃疡作用　芍药或芍药苷有较弱的抗炎作用，对酵母性、角叉菜胶性和右旋糖酐性足跖肿胀有不同程度抑制作用，与甘草成分 FM100 合用有协同作用，对腹腔毛细血管通透性也有较弱抑制作用。魏文树等[13]研究发现，白芍总苷（TGP）对大鼠多发性关节炎有明显的防治作用，对大鼠交叉性足肿及小鼠自身免疫性肝炎有明显的抑制作用。梁启山等[14]通过病理学组织观察表明，白芍提取物对大鼠蛋清性急性炎症和棉球肉芽肿均有抑制作用。胥方元等[15]发现 TGP 可抑制白三烯的产生，由此推测出 TGP 可能对关节软局部过强的免疫反应进行调节，控制膝关节骨关节炎（OA）的发展。此外，TGP 还可能从清除自由基、增强关节局部组织耐受缺氧能力、降低骨内压等方面发挥作用。

4. 对机体免疫功能的影响　白芍在体内和体外均能促进巨噬细胞的吞噬功能。白芍煎剂 0.4g/只灌胃，每日 1 次，连续 5 日，使小鼠腹腔巨噬细胞的吞噬百分率和吞噬指数均有显著提高。1.2g/只，每日 1 次，连续 8 日，可使免疫抑制剂环磷酰胺所致小鼠外周血酸性。α-乙酸萘酯酶（ANAE）阳性淋巴细胞的降低恢复正常，并使溶血素生成显著增加。张泓等[16]研究发现，TGP 对环磷酰胺降低的小鼠迟发性超敏反应有恢复作用，同时，对环磷酰胺增高的小鼠迟发性超敏反应有抑制作用，说明了 TGP 对免疫反应有双向调节作用。实验表明白芍对细胞免疫和体液免疫均有增强作用。

5. 对肾功能的影响　石鹏[17]对大鼠灌胃给予 TGP，发现 TGP 可降低大鼠血清肌酐、尿素氮和尿蛋白，提高血清蛋白含量。

6. 对血液系统的影响　魏毅等[18]报道了 TGP 体外对以 ADP、PagVR 诱导的家兔血小板聚集有明显的抑制作用，并能延长小鼠尾动脉出血时间，表明 TGP 对血小板有抑制作用。

7. 抗菌作用　白芍的抗菌作用较强，抗菌谱较广。在试管内对金黄色葡萄球菌、溶血性链球菌、草绿色链球菌、肺炎链球菌、伤寒杆菌、乙型副伤寒杆菌、痢疾杆菌、大肠杆菌、绿脓杆菌、变形杆菌、百日咳杆菌、霍乱弧菌等有不同程度的抑制作用。白芍在体外对各种皮肤真菌也有不同程度的抑制作用。

8. 保肝和解毒作用　詹可顺等[19]对 CCl_4 诱导的化学性肝损伤的小

鼠进行 TGP 灌胃给药，发现 TGP 可以降低血浆中转氨酶水平，病理检查也发现其可以明显降低肝组织坏死的范围及程度，减少炎细胞浸润，同时发现 TGP 可以降低肝匀浆中升高的 MDA 水平，使降低的肝匀浆 SOD、GSH – Px 酶活性增强而发挥护肝作用。白芍提取物对 D – 半乳糖胺和黄曲霉毒素 B_1 所致大鼠肝损伤与 ALT 升高，对后者所致乳酸脱氢酶（SLDH）及其同工酶的总活性升高，均有明显抑制作用。用鸭雏黄曲霉毒素 B_1 解毒试验表明，白芍提取物在一定时限内有破坏黄曲霉毒素的作用。白芍乙醇提取液在体外对黄曲霉毒素 B_1 有一定降解作用。白芍提取物 250mg/kg 灌胃，对小鼠 T – 2 毒素中毒有明显解毒作用。

第三节　白术的药理研究

白术为菊科植物白术的干燥根茎。冬季下部叶枯黄、上部叶变脆时采挖，除去泥沙，烘干或晒干，再除去须根。含挥发油 1.4%，主要成分为苍术醇、苍术酮等，并含有维生素 A。

现代药理研究表明，白术具有调整胃肠运动功能，抗溃疡，保肝，抗应激，增强造血功能，利尿，抑制子宫收缩，抗氧化、延缓衰老等作用。

1. 对消化系统的影响　白术水煎液对家兔离体肠管活动的影响与肠管所处功能状态有关。在正常情况下有兴奋作用，当肠管受乙酰胆碱作用而处于兴奋状态时，白术呈抑制作用；当肠管受肾上腺素作用而处于抑制状态时，白术又呈兴奋作用，皆能使肠管活动恢复至接近正常的水平。用色素葡聚糖蓝 2000 为胃肠内标记物，证实白术水煎液有明显促进小鼠胃排空及小肠推进功能的作用。白术水煎液灌胃给药对小鼠小肠推进炭末胶液运动有明显加强作用。阿托品能明显抑制白术兴奋肠管的作用，推测其兴奋肠运动的作用主要是通过兴奋 M – 胆碱受体而产生的。白术水煎液对胃肠运动有兴奋作用，而白术挥发油则有抑制作用。白术挥发油抑制肠管的自发运动及拮抗氯化钡的作用较强，而挥发油中的杜松脑拮抗乙酰胆碱的作用较强。白术的丙酮提取物灌胃给药，对盐酸 – 乙醇所致大鼠胃黏膜损伤有明显的抑制作用。经十二指肠给药对幽门结扎大鼠胃液分泌量有抑制作用，降低胃液酸度，减少胃酸及胃蛋白酶的排出量。小鼠灌胃白术水煎液可防治四氯化碳所致的肝损伤，减轻肝糖原减少以及肝细胞变性坏死，促进肝细胞增长，使升高的 ALT 下降。

2. 增强机体免疫功能　毛俊浩等[20]研究表明白术能增强网状内皮系统的吞噬功能；对白细胞减少症有升白作用；还能提高淋巴细胞转化

率和自然玫瑰花形成率，促进细胞免疫功能，且明显增高血清 IG，有健脾胃、壮身体和提高机体抗病能力。

3. 抗应激　白术具有抗疲劳和增强肾上腺皮质功能的作用。小鼠每日灌胃白术水煎液共 1 个月，能增加体重，增强体力，延长游泳时间。白术水煎液灌胃给药也能增强荷瘤（宫颈癌 U14）小鼠的体力，延长游泳时间。

4. 增强造血功能　白术有促进小鼠红细胞造血作用。小鼠皮下注射白术水煎液 3 日，有显著促进红系造血祖细胞生成作用。

5. 利尿　大鼠、家兔、大灌胃或静脉注射白术水煎液或流浸膏，具有明显而持久的利尿作用，能促进电解质尤其是钠的排出。不麻醉犬静脉注射白术水煎液，尿量增加 9 倍，作用持续 5 小时；灌胃给药使尿量增加 2~3 倍，作用持续 6~7 小时。白术不影响垂体后叶素的抗利尿作用。白术的利尿作用机制可能与抑制电解质重吸收，增加 Na^+、K^+、Cl^- 的排泄有关。

6. 抑制子宫收缩　周海虹等[21]研究表明，白术醇提取液和醚提取液未孕小鼠离体子宫的自发收缩及对催产素、益母草引起的子宫兴奋性收缩均呈显著抑制作用，并随给药量增加而抑制作用增强；前者作用较强，还能完全对抗催产素引起豚鼠在体怀孕子宫的紧张性收缩，后者作用较弱。此结果与传统应用白术安胎，治疗胎动不安的作用相符合，推测其安胎成分可能主要是其脂溶性成分。鉴于怀孕子宫对白术两种提取液的反应比未孕子宫更为敏感，安胎作用还可能与体内孕激素水平有关。

7. 对代谢活化酶的抑制作用　蔡朱易等[22]为了弥补原核生物短期试验揭示诱变抑制不足，建立体外培养哺乳类 V79 细胞微核抑制试验，以揭示真正的诱变抑制剂。实验证明，白术水提液 1.25、5g/L 可诱发 V79 细胞微核的形成（$P<0.05$），推测其可能对代谢活化酶系有抑制作用，有待进一步证实。

8. 抗衰老作用　白术能显著提高 12 月龄以上小鼠红细胞超氧化物歧化酶（SOD）活性，抑制小鼠脑单胺氧化酶 B 的活性。白术可对抗红细胞自氧化溶血，清除活性氧自由基，具有抗衰老作用。白术水煎液可显著提高老年小鼠全血谷胱甘肽过氧化物酶（GSH – Px）活力，显著降低红细胞中丙二醛水平[23]。

第四节　茯苓的药理研究

茯苓，俗称云苓、松苓、茯灵，为寄生在松树根上的菌类植物，形状像甘薯，外皮黑褐色，里面白色或粉红色。其原生物为多孔菌科真菌茯苓的干燥菌核，多寄生于马尾松或赤松的根部。现代药理研究认为，茯苓主要作用有利尿、保肝，放松消化道平滑肌、抗肿瘤以及提高免疫等功能。

1. 利尿作用　茯苓素是利尿消肿的主要成分，茯苓素能激活细胞膜上的 Na-K-ATP 酶，而 ATP 与利尿有关。茯苓素作为茯苓的主要活性成分，体外可竞争醛固酮受体，体内逆转醛固酮效应，不影响醛固酮的合成。这些都说明茯苓素是新的醛固酮受体拮抗剂，有利于尿液排出，恢复肾功能，消除蛋白质[24]。康爱秋等[25]等报道重用茯苓治疗 55 例心源性水肿，有明显的利尿作用，在 100g/d 剂量时作用最强。

2. 对消化系统的影响　茯苓对四氯化碳所致大鼠肝损伤有明显的保护作用，使谷丙转氨酶活性明显降低，防止肝细胞坏死。采用四氯化碳、高脂低蛋白膳食、饮酒等复合病因刺激复制肝硬化动物模型，在肝硬化形成后，经茯苓醇治疗 3 周，结果表明对照组动物仍有肝硬化，而给药组动物肝硬化明显减轻，肝内胶原蛋白含量低于对照组，而尿羟脯氨酸排出量高于对照组，表明药物可以使动物肝脏胶原蛋白降解，使肝内纤维组织重吸收[26]。实验表明，在逍遥散各药中，以当归、茯苓抗肝细胞坏死的效果最为显著。诸药中惟独茯苓有使肿胀的肝细胞明显减退的功能，使肝脏的重量明显增加，加速肝细胞再生，达到保肝降酶的作用[27]。羧甲基茯苓多糖对肝硬化、慢性迁延性肝炎有较好的疗效，90% 的患者服用后肝功能得到改善，对急性黄疸性肝炎近期治愈率在 30% 以上，能提高血清补体 C3 及 IgA 的含量，降低 IgG 及 IgM 的含量[28]。茯苓浸液对家兔离体肠肌有直接松弛作用，使肠肌收缩振幅减少，张力下降，对大白鼠实验性溃疡有防治作用，并能减低胃酸分泌，临床上常用于脾胃虚弱、消化不良、食少便溏者。实验证明，茯苓三萜及其衍生物可抑制蛙口服硫酸铜引起的呕吐。茯苓三萜化合物使胰岛素的分化诱导活性增强，三萜化合物本身也有分化诱导活性。

3. 抗肿瘤作用　茯苓中的主要成分为茯苓聚糖，含量很高。茯苓聚糖本身无抗肿瘤活性，若切断其所含的 β-（1→6）吡喃葡萄糖支链，成为单纯的 β-（1→3）葡萄糖聚糖，称为茯苓次聚糖，则对小鼠肉瘤 S180 的抑制率可达 96.88%。

国产茯苓菌核提取的茯苓素（三萜类混合物）体外对小鼠白血病 L1210 细胞的 DNA 有明显的不可逆的抑制作用，抑制作用随着剂量的增大而增强；对艾氏腹水癌、肉瘤 S180 有显著的抑制作用，对小鼠 Lewis 肺癌的转移也有一定的抑制作用[29]。茯苓多糖与茯苓有明显的抗肿瘤作用。一方面是直接细胞毒作用，真菌多糖能非特异地刺激网状内皮细胞和血液系统功能。另一方面是通过增强机体免疫功能而抑制肿瘤生长。主要通过 4 个途径来激活机体抗肿瘤的作用：①依赖宿主的免疫系统激活机体对肿瘤免疫监视系统（特异性免疫和非特异性免疫），从而抑制肿瘤细胞的增殖和杀伤肿瘤细胞。②通过抑制肿瘤细胞 DNA，RNA 的合成而实现其对肿瘤细胞的直接杀伤作用。③升高肿瘤细胞膜上的唾液（SA）含量。④能增强肝脏 SOD 活性而清除氧自由基[30]。

4. 增加巨噬细胞的细胞毒性作用　茯苓多糖、羟乙基茯苓多糖 - 3、羟乙基茯苓多糖 - 4、腹腔注射可以明显增强小鼠腹膜渗出细胞（PEC）的细胞毒性作用；茯苓聚糖、羟乙基茯苓多糖 - 1、羟乙基茯苓多糖 - 2 也有一定的作用。吕苏成等[31] 等报道，茯苓多糖 250mg/（kg·d）时抑瘤作用最佳，超过此剂量时抑瘤作用反而减弱。茯苓多糖能增强小鼠巨噬细胞的吞噬功能（$P < 0.01$），增加酸性非特异脂酶（ANAE）阳性淋巴细胞数（$P < 0.01$），还能使脾脏抗体分泌细胞数明显增多（$P < 0.01$）。林晓明等[32] 等报道，茯苓 12g/kg 给小鼠灌胃 21 日，观察到茯苓能提高小鼠外周 T 淋巴细胞 a - ANAE 阳性淋巴细胞数（$P < 0.01$），增强脾淋巴细胞对 ConA 刺激的增殖反应（$P < 0.01$），提示在该实验条件下，茯苓能增强小鼠特异性细胞免疫功能。茯苓组脾脏空斑形成细胞数（PFC 数）及血清溶血素值均高于对照组，但差别无显著意义，提示在该实验条件下，茯苓对小鼠的特异性体液免疫作用不明显。茯苓能显著增强小鼠脾脏 1L - 2 的活性（$P < 0.01$）。另外，茯苓还能增强小鼠肝脏 SOD 活性（$P < 0.01$），抑制 MDA 生成（$P < 0.05$），表明茯苓具有清除自由基作用，提示其延缓衰老进程可能有显著作用。

5. 对血液系统的影响　能使环磷酰胺所致大白鼠白细胞减少加速回升。含水溶性小分子多糖的茯苓水提液能使离体健康人红细胞 2，3 - DPG 水平上升约 25%，并能有效地延缓温育过程中 2，3 - DPG 的耗竭；静脉给药小鼠整体 2，3 - DPG 水平显著上升。茯苓水煎剂皮下注射给药和灌胃给药均可使小鼠血浆皮质酮明显升高。

第五节　生姜的药理研究

1. 对消化系统的作用　Lien H C 等[33] 发现生姜提取物对晕动病和旋转导致的胃速过慢的治疗有很好的效果。

2. 对循环和呼吸的作用　正常人口嚼生姜 1g（不咽下），可使收缩压平均升高 11.2mmHg，舒张压上升 14mmHg，对脉率则无显著影响。

3. 其他作用 蛙皮下注射、家兔静脉注射大量姜油酮，能引起中枢运动麻痹，对兔有时血压可下降。

参考文献

［1］窦志芳，赵天才．芍药甘草附子汤对佐剂型关节炎大鼠治疗作用的实验研究．中华医药学杂志，2003，2（4）：5-8．

［2］徐红萌，姜慧卿．附子对神经病理性疼痛大鼠的镇痛作用．中华麻醉学杂志，2005，25（5）：381-384．

［3］张明发，沈雅琴．温里药温经止痛除痹的药理研究．中国中医药信息杂志，2000，7（1）：29-32．

［4］展海霞，彭成．附子与干姜配伍对心衰大鼠血流动力学的影响．中药药理与临床，2006，22（1）：42-44．

［5］徐暾海，赵洪峰，徐雅娟，等．四川江油生附子强心成分的研究．中草药，2004，35（9）：964-966．

［6］秦永刚，张美荣，张建平，等．不同蒸煮时间对附子强心作用及心脏毒性的影响．医学信息（西安），2002，15（10）：618-619．

［7］李立纪，张风雷，吴荣祖，等．附子和附片回阳救逆作用的比较研究．中药药理与临床，2005，21（6）：31-33．

［8］韩公羽，梁华清，张卫东，等．四川江油附子生物碱和新的强心成分研究．天然产物研究与开发，1997，9（3）：30-34．

［9］陈长勋，金若敏，贺劲松，等．采用中药血清药理研究方法观察附子对离体豚鼠左心房收缩力的影响．中国中医药科技，1996，3（3）：12-14．

［10］张梅，赵剑．附子抗心律失常有效组分研究．时珍国医国药，2000，11（3）：193-197．

［11］牛彩琴，张团笑，徐厚谦，等．附子水煎剂对家兔离体主动脉血管舒张作用的研究．中药药理与临床，2004，20（4）：23-25．

［12］王永祥，陈敏珠，徐叔云．白芍总苷的镇痛作用．中国药理学与毒理学杂志，1988，2（1）：7．

［13］魏文树，汪文琦，王玉山，等．白芍总苷对免疫应答的调控作用．中国药理学通报，1987，3（3）：148．

［14］梁启山，陈敏珠，徐叔云．白芍总苷对大鼠佐剂型关节炎及其免疫功能的影响．中国药理学与毒理学杂志，1990，4（4）：258．

［15］胥方元，何成松，干锦华，等．白芍总苷治疗膝关节骨关节炎．中国康复，2004，19（3）：166．

［16］张泓，魏文树，陈敏珠，等．白芍总苷的免疫调节作用及机理．中国药理学与毒理学杂志，1990，4（3）：190．

［17］石鹏．白芍总苷对大鼠主动型 Heymann 肾炎的作用．第四军医大学学报，

2005, 26 (18): 1661.

[18] 魏毅, 张贵平. 白芍总苷对血小板功能的影响. 医学理论与实践, 2004, 17 (8): 871.

[19] 詹可顺, 卫华, 魏伟. 白芍总苷对小鼠化学性肝损伤的保护作用及机制. 安徽医科大学学报, 2006, 41 (6): 664.

[20] 毛俊浩, 吕志良, 曾群力, 等. 白术糖对小鼠淋巴细胞功能的调节. 免疫学杂志, 1996, 12 (4): 233.

[21] 周海虹. 白术提取物对子宫平滑肌作用的研究. 安徽中医学院学报, 1993, 12 (4): 39-40.

[22] 蔡朱易, 和丽燕, 李文春, 等. 大蒜素等对 MNNG 及环磷酰胺诱发 V79 细胞微核形成的影响. 肿瘤, 1992, 12 (2): 70.

[23] 李怀荆, 郭忠兴, 毛金军, 等. 白术水煎剂对老年小鼠抗衰老作用影响. 佳木斯医学院学报, 1996, 19 (1): 9-10.

[24] 金琦, 曹静, 王淑华. 大剂量茯苓的药理作用及临床应用概况. 浙江中医杂志, 2003, 38 (9): 410-411.

[25] 康爱秋, 张忠心. 重用云苓治疗心源性水肿临床观察. 天津中医学院学报, 1989 (1): 14.

[26] 尹镭, 赵元昌, 许瑞龄, 等. 茯苓对实验性肝硬变的治疗作用. 山西医学院学报, 1992, 23 (2): 101-103.

[27] 韩得五, 马学惠, 赵元昌. 逍遥散对实验性肝损伤的治疗作用. 中华内科杂志, 1977, 2 (1): 13.

[28] 潘明继. 真菌多糖的抗肿瘤作用研究概况. 中西医结合杂志, 1985, 5 (2): 115.

[29] 许津, 吕丁, 钟启平, 等. 茯苓素对小鼠 L1210 细胞的抑制作用. 中国医学科学院学报, 1988, 10 (1): 45-49.

[30] 张文女, 黄金龙. 茯苓多糖的抗肿瘤作用. 中草药, 1999, 30 (7): 561-562.

[31] 吕苏成, 曹巧俐, 张力, 等. 茯苓多糖对正常及荷瘤小鼠免疫功能的影响. 第一军医大学学报, 1990, 10 (3): 267-268.

[32] 林晓明, 冯建英, 龙珠, 等. 银耳、茯苓、绞股蓝对小鼠免疫功能和清除自由基的作用. 北京医科大学学报, 1995, 27 (6): 455-457.

[33] Lien H C, Sun W M, Chen Y H, et al. Effects of ginger on motion sickness and gastric slow-wave dysrhythmias induced by circular vection. Am J Physiol Gastroin-test Liver Physiol, 2003, 284 (3): G481-G489.

第二章

真武汤全方药理作用

王钰霞等[1]采用糖皮质激素制作"阳虚"动物模型,观察真武汤治疗阳虚动物的原理,结果显示阳虚小鼠血中过氧化物歧化酶(SOD)活力下降而丙二醛(MDA)含量明显升高;阳虚小鼠体重下降,胸腺萎缩,脾脏肿大,免疫器官指数明显改变。真武汤治疗后可使阳虚模型血中清除自由基能力明显增强,受自由基攻击的脂质过氧化产物明显减少,阳虚小鼠体重增加,脾脏指数降低而胸腺指数升高,真武汤具有改善阳虚小鼠物质代谢及对免疫功能有一定调节作用。实验结果揭示改善机体自由基代谢水平可能是真武汤发挥其温阳利水功效的机制之一。

梁华龙等[2]利用醋酸氢化考的松(HCA)制成"阳虚"型动物模型,予真武汤高剂量(100%浓度)、低剂量(50%浓度)灌胃,实验表明真武汤能够纠正 HCA 肾阳虚大鼠(小鼠)下丘脑-垂体-肾上腺皮质轴(HPA)轴受抑状态,具有拮抗肾上腺皮质及各带细胞的萎缩和退行性改变,增加提高肾小球系膜细胞和内皮细胞的作用。通过兴奋下丘脑-垂体单位功能状态,改善下丘脑渗透压感受器的敏感性,提高神经分泌细胞的阈值。"温阳"的物质基础在于调节下丘脑-垂体单位功能状态,兴奋 HPA 轴。研究显示,高剂量真武汤能够显著促进 HCA 肾阳虚大鼠体重增加,使 HCA 肾阳虚大鼠物质代谢紊乱得到最大程度的纠正,促进肾上腺皮质醇分泌,提高血清 T_3、T_4 含量,使"第二信使"cAMP、cGMP 恢复至正常水平,其作用优于低剂量真武汤。低剂量真武汤虽有温阳的作用趋势,但效果不显著。胡志宇等[3]观察真武汤颗粒对正常及心衰大鼠血流动力学、离体心脏、水负荷及垂体-肾上腺皮质轴的影响,经实验结果显示真武汤能使大鼠离体心脏心率明显减慢,心搏力增强,但对冠状动脉血流量的影响不明显;具有改善化学物质所致心衰的作用,促使衰竭心脏功能恢复正常;明显延迟大鼠因过度水负荷致心脏功能失代偿发生的时间,同时还呈现出显著的利尿作用;促进肾上腺皮质激素的合成,提示它们有兴奋机体的垂体-肾上腺皮质轴,提高肾上腺皮质功能的作用。杜丽等[4]应用加味真武汤对兔充血性心力衰竭少阴病阳虚水停证模型灌服,并用卡托普利做对照组观察心肌细胞凋亡情况，采用荧光标记的 DNA 片段原位标记法检测充血性心力衰竭少阴病阳虚水停证兔心肌细胞凋亡情况，结果显示：正常组兔心肌组织无凋亡，模型组、空白组兔心肌组织较多心肌细胞凋亡，与正常组相比有显著性差异；西药组和中药组心肌组织较少心肌细胞凋亡，二组分别与空白组相比有显著性差异，与正常组相比无显著性差异；中药组与西药组相比无显著性差异。说明实验性充血性心力衰竭少阴病阳虚水停证兔存在心肌细胞凋亡，加味真武汤和卡托普利有抑制 CHF 少阴病阳虚水停证兔心肌细胞凋亡的作用。吕萍等[5]建立 CHF 少阴病阳虚水停证兔模型，设立中药组、西药组、中西药结合组及空白组，观察比较治疗后各组兔的心率及血流动力学指标。结果显示给药 1 分钟后，西药组、中西药组出现心率减慢，左室内压、左室内压最大上升速率降低，与中药组及空白组比较具有显著差异（$P < 0.05$），中药组 5 分钟时才出现上述变化，与西药组及中西药组对比无统计学意义，与空白组对比具有显著差异（$P < 0.05$）。结论加味真武汤能减慢 CHF 少阴病阳虚水停证兔的心率，降低其左室内压及左室内压最大上升速率，但其作用较缓慢。其治疗 CHF 不是通过洋地黄样的强心作用，而是通过降低心脏前负荷、减少心脏做功、提高心脏工作效率而实现的。陈建杉等[6]等建立兔肺心病并右心衰模型，实验设真武汤预防高、低剂量组［分别按 17 g/（kg·d）、8.5g/（kg·d）浓缩备用的真武汤药液灌胃给药］、正常对照组、肺心病并心衰模型组、卡托普利西药组，连续灌胃 21 天后送检，在降低血管紧张素 II 方面，真武汤治疗组作用明显，有显著性差异（$P < 0.01$）；西药对照组有降低作用，有统计学意义（$P < 0.05$）；真武汤预防高、低剂量组虽有降低趋势，但无统计学意义（$P > 0.05$）；在降低醛固酮方面，真武汤治疗组与西药对照组作用明显，有显著性差异（$P < 0.01$）；真武汤预防高剂量组有降低作用，有统计学意义（$P < 0.05$）；真武汤预防低剂量组虽有降低趋势，但无统计学意义（$P > 0.05$）。提示真武汤对预防和治疗肺心病并右心衰的发生发展有一定疗效。卢荐生[7]利用谷氨酸钠和脂肪乳造成大鼠的综合性肥胖模型，通过观察药物对模型动物体重、李氏指数、睾周脂肪重量和脂肪细胞体积、测血清甘油三酯、总胆固醇、高密度脂蛋白、卵磷脂胆固醇酰基转移酶以及瘦素水平。实验结果显示真武汤总提取 3g/kg、6g/kg 灌胃给药能有效干预大鼠实验性肥胖，降低体重增长度、李氏指数等多项肥胖指标，也能降低血脂及瘦素水平，但对卵磷脂胆固醇酰基转移酶无影响，1.5mg/kg 时则无此作用。去除附子的提取物亦无上述作用。结果提示真武汤对实验性肥胖大鼠有一定的减肥作用，其作用机制可能与药物降低血脂和血中瘦素水平有关。

参考文献

[1] 王钰霞，陈魁敏，郝伟，等．真武汤对阳虚小鼠作用的实验研究．中国实验方剂学杂志，2001，7（1）：48 – 49.

[2] 梁华龙，李姗姗，郭芳．真武汤温阳机理的实验研究．中国实验方剂学，2006，6（3）：44 – 46.

[3] 胡志宇，刘培儒．温阳利水强心颗粒和真武汤颗粒的药效学实验研究．云南中医中药杂志，2002，24（5）：33 – 36.

[4] 杜丽，熊曼琪，梅国强，等．加味真武汤对充血性心力衰竭少阴病阳虚水停证兔心肌细胞凋亡的影响．中国药学报，2000，15（2）：26 – 29.

[5] 吕萍，莫劲松．加味真武汤对充血性心力衰竭少阴病阳虚水停证兔血流动力学的影响．中国中医药信息杂志，2004，11（6）：489 – 491.

[6] 陈建杉，杨殿兴，江泳．真武汤对肺心病并右心衰激素水平影响的实验研究．成都中医药大学学报，2004，27（3）：46 – 48.

[7] 卢荟生．真武汤提取物干预实验性肥胖及影响血脂代谢和机制的研究．四川生理科学杂志，2004，26（2）：49 – 51.